Kohlhammer

Boris Rapp

Fallmanagement im Krankenhaus

Grundlagen und Praxistipps für erfolgreiche Klinikprozesse

Verlag W. Kohlhammer

1. Auflage 2013

Alle Rechte vorbehalten
© 2013 W. Kohlhammer GmbH Stuttgart
Umschlag: Gestaltungskonzept Peter Horlacher
Gesamtherstellung:
W. Kohlhammer Druckerei GmbH + Co. KG, Stuttgart
Printed in Germany

ISBN 978-3-17-021938-0

Inhalt

Abkürzungen

ÄD	ärztlicher Dienst
AHB	Anschlussheilbehandlung
AWR	Aufwachraum
AZ	Aufnahmezentrum
BA	Bundesagentur für Arbeit
BÄK	Bundesärztekammer
BFW	Basisfallwert
BG	Berufsgenossenschaft
BHR	Birmingham HIP™ Oberflächenersatzsystem
BPflV	Bundespflegesatzverordnung
BQS	Bundesgeschäftsstelle Qualitätssicherung gGmbH
BWK	Brustwirbelkörper
BWS	Brustwirbelsäule
CA	Chefarzt
CMS	Case-Management-Score
DBfK	Deutscher Berufsverband für Pflegeberufe
DBSA	Deutschen Berufsverband für Soziale Arbeit
DGCC	Deutsche Gesellschaft für Care und Case Management
DGSA	Deutsche Gesellschaft für Soziale Arbeit
DKG	Deutsche Krebsgesellschaft
DKI	Deutsches Krankenhaus Institut
DNQP	Deutsche Netzwerk für Qualitätsentwicklung in der Pflege
DRG	Diagnosis Related Groups
EK	Erythrozytenkonzentrat
ELM	Entlassungsmanagement
EP	elektive Patientenaufnahme
ePA-AC	ergebnisorientiertes PflegeAssessment Acute Care
GF	Geschäftsführung
GKV	gesetzliche Krankenversicherung
GKV-OrgWG	Gesetz zur Weiterentwicklung der Organisationsstrukturen in der gesetzlichen Krankenversicherung
ICD	International Classification of Diseases
ITS	Intensivstation
InEK	Institut für das Entgeltsystem im Krankenhaus
KBV	Kassenärztliche Bundesvereinigung
KHEntgG	Krankenhausentgeltgesetz
KHG	Krankenhausfinanzierungsgesetz

KHK	koronare Herzkrankheit
KrTRL	Krankentransport-Richtlinien – Richtlinien über die Verordnung von Krankenfahrten und Krankentransportleistungen
KTW	Krankentransportwagen
LWK	Lendenwirbelkörper
LWS	Lendenwirbelsäule
MA	Mitarbeiter
MBO	Musterberufsordnung für Ärzte
MDC	Hauptdiagnosegruppe
MDK	Medizinischer Dienst der Krankenkassen
MIS	Minimal invasive Hüftchirurgie
MTS	Manchester-Triage-System/medizinische Triagierung
MVWD	mittlere Katalog-Verweildauer
NA	Notaufnahme
NAW	Notarztwagen
NEF	Notarzteinsatzfahrzeug
OA	Oberarzt
OGVD	obere Grenzverweildauer
OP	Operation
OPS	Operationen- und Prozedurenschlüssel – internationale Klassifikation der Prozeduren in der Medizin
OR	OP-Saal (»operating room«) gebunden
OTA	Operationstechnischer Assistent
PCCL	Patient Clinical Complexity Level
PDL	Pflegedienstleitung
PG	Projektgruppe
POBE	perioperative Behandlungseinheit
RTH	Rettungshubschrauber
RTW	Rettungswagen
SGB	Sozialgesetzbuch
SPI	Selbst-Pflege-Index
StGB	Strafgesetzbuch
TEP	Totalendoprothese
UE	Unterrichtseinheit
UGVD	untere Grenzverweildauer
UWG	Gesetz gegen den unlauteren Wettbewerb
VK	Vollkräfte
VWD	Verweildauer
WAZ	Wochenarbeitszeit
WHO	Weltgesundheitsorganisation (World Health Organization)
ZBM	Zentrales Belegungsmanagement

1 Grundlagen/Einführung

Die Rahmenbedingungen für Krankenhäuser in Deutschland werden immer anspruchsvoller. Als Folge zahlreicher Gesundheitsreformen wurde ein Paradigmenwechsel vollzogen, der für die Krankenhäuser große Herausforderungen mit sich gebracht hat. Insbesondere die pauschalen Fallgruppen und die nach abgeschlossener Konvergenzphase auf Landesbasisfallwerte vereinheitlichte Vergütung führten dazu, dass die Verweildauern der Kliniken zum kritischen Erfolgsfaktor wurden. Viele Einrichtungen haben sehr intensiv auf die Kodierqualität fokussiert und zu spät den Einstieg in eine prozessorientierte Organisationsstruktur geschafft. Wirtschaftliche Schwierigkeiten sind nicht selten Folge dieser Versäumnisse. Dieses Buch möchte Modelle und Ideen vorstellen, wie man durch konsequentes Fallmanagement, die Strukturen im Rahmen der stationären Patientenversorgung verbessern kann.

1.1 Krankenhausmanagement – Rahmenbedingungen

1.1.1 Krankenhaussektor in Deutschland

Mit 4,5 Millionen Beschäftigten und jährlich rund 254 Milliarden Euro Umsatz ist der Gesundheitsbereich die größte *Wirtschaftsbranche* in Deutschland, hiervon wiederum der Krankenhaussektor der größte Teilmarkt.[1] In Deutschland gibt es rund 2.080 Kliniken mit insgesamt etwa 500.000 Betten und einer durchschnittlichen Bettenauslastung von 77,4 %. Die Krankenhäuser beschäftigten im Jahr 2010 knapp 798.000 Mitarbeiter, darunter über 128.000 Ärzte. Der größte Ausgabenträger im Gesundheitsmarkt ist die gesetzliche Krankenversicherung. Ihre Ausgaben betrugen ca. 118,58 Milliarden Euro, davon entfielen allein rund 52,6 Milliarden Euro auf die Krankenhausbehandlung. In der privaten Krankenversicherung betrugen die Ausgaben etwa 16,1 Milliarden Euro, hiervon entfielen rund 5,84 Milliarden Euro auf Behandlungen in Kliniken.[2]

---

1 Vgl. Bundesministerium für Gesundheit: Gesundheitssystem, 2010, o. S.
2 Vgl. Statistisches Bundesamt: Gesundheitsberichterstattung, 2010, o. S.

Die Bundesländer stellten insgesamt 2,69 Milliarden Euro zur Investitionsförderung bereit. Im Vergleich zum Jahr 1998 entspricht dies einem realen Förderungsrückgang von 34,48 %. Der Anteil der Fördermittel der Bundesländer am Bruttoinlandsprodukt sank zwischen 1991 und 2008 um mehr als die Hälfte, von 0,24 auf 0,11 %.[3] Seit 1991 hat u. a. das Ausbleiben der *öffentlichen Mittel* in den Krankenhäusern eine Investitionslücke von 16 Milliarden Euro verursacht. Mit ca. 7 Milliarden Euro konnte ein Teil dieser Lücke von den Einrichtungen aus eigenen Mitteln geschlossen werden. Viele Kliniken sind ohne produktivitätssteigernde Maßnahmen dennoch von einer Insolvenz bedroht. Es wurde damit gerechnet, dass die Folgen der Finanzkrise ab dem Jahr 2010 den Gesundheitsmarkt erreichen.[4]

Die fehlenden öffentlichen Mittel und der Druck zur Effizienzsteigerung im Gesundheitswesen führen dazu, dass die *Privatisierung* von Krankenhäusern erheblich zunimmt. Während 2003 noch 689 Kliniken in öffentlicher Trägerschaft, 737 Krankenhäuser in freigemeinnütziger und 442 Kliniken in privater Trägerschaft standen, waren fünf Jahre später noch 571 öffentlich, 673 freigemeinnützig und bereits 537 Häuser privat geführt.[5]

1.1.2   Krankenhausfinanzierung

Im Jahr 1972 hat der Bund aufgrund seiner Zuständigkeit im Rahmen der konkurrierenden Gesetzgebung das *Krankenhausfinanzierungsgesetz* (KHG) erlassen. Zweck dieses Gesetzes war die wirtschaftliche Sicherung der Krankenhäuser. So sollte eine leistungsfähige und bedarfsgerechte Krankenversorgung erreicht werden. Die Finanzierung wurde auf zwei Säulen gestellt, um die Kosten für den Patienten als Beitragszahler so gering wie möglich zu halten. Während die Investitionskosten von der öffentlichen Hand, den Bundesländern, getragen werden, entfallen bei diesem sog. dualen Finanzierungssystem die Betriebskosten auf die Patienten und die Krankenkassen. Ergebnis der staatlichen Förderung der Investitionskosten war, dass die öffentliche Hand durch ihre jeweiligen Fördermaßnahmen bestimmte, ob und zu welchem Zeitpunkt Investitionen vorgenommen werden konnten. Zur Definition der Vergütung der Betriebskosten ist ergänzend zum KHG 1974 die *Bundespflegesatzverordnung* (BPflV) in Kraft getreten, die eine Vergütung von Krankenhausleistungen mittels tagesbezogenen, krankenhausindividuellen Pflegesätze definierte.[6]

Mit dem KHG wurde neben dem dualen Finanzierungssystem auch die staatliche *Krankenhausplanung* eingeführt, die die bedarfsgerechte Krankenhausversorgung regelt. Sie verpflichtet die einzelnen Bundesländer zur Aufstellung von Krankenhausplänen. Krankenhäuser dürfen im Rahmen der gesetzlichen Krankenversicherung Behandlungen nur durchführen, wenn sie zur stationären Ver-

---

3   Vgl. Deutsche Krankenhausgesellschaft: Investitionsförderung, 2010, o. S.
4   Vgl. Rheinisch-Westfälisches Institut für Wirtschaftsforschung e. V.: Report, 2009, o. S.
5   Vgl. Statistisches Bundesamt: Gesundheitsberichterstattung, 2010, o. S.
6   Vgl. Knorr G, Krämer A: Krankenhausrecht, 2007, S. VIII.

sorgung zugelassen sind. Dies erfolgt bei den meisten Kliniken durch Aufnahme in den Krankenhausplan des jeweiligen Bundeslandes, alternativ durch einen Versorgungsvertrag mit den Kostenträgern.[7]

Maßgeblich bei der Krankenhausfinanzierung über Investitionskosten und Pflegesätze war das sog. *Selbstkostendeckungsprinzip* mit der Möglichkeit eines Gewinn- und Verlustausgleichs. Finanziert werden sollten jedoch nicht sämtliche Kosten, sondern nur die notwendigen und wirtschaftlichen Selbstkosten, diese aber wiederum vollständig. Das Selbstkostendeckungsprinzip leitete daher eine erhebliche Kostensteigerung im Krankenhauswesen ein. Diese Entwicklung führte im Jahr 1985 zu einer *Budgetierung* der Krankenhäuser durch die Neufassung des KHG und der BPflV. Implementiert wurden flexible individuelle Krankenhausbudgets, verbunden mit Ausgleichsverpflichtungen für Über- und Unterschreitungen. Ein weiterer Anstieg der Ausgaben führte zur endgültigen Aufgabe des Selbstkostendeckungsprinzips im Jahr 1992. Daraufhin folgte in den Jahren 1993 bis 1995 die Steigerung der Klinikbudgets grundsätzlich nur noch entsprechend der Grundlohnsummenentwicklung in Deutschland. So wurde das Budget der Krankenhäuser entsprechend nach oben begrenzt.[8]

Einen Paradigmenwechsel leitete dann im Jahr 2002 das *Fallpauschalengesetz* ein, mit dem der Gesetzgeber diagnosebezogene Fallpauschalen, sog. *Diagnosis Related Groups* (DRG), eingeführt und das bisherige System aus Pflegesätzen abgeschafft hat. Ziel der Einführung von Fallpauschalen war die leistungsorientierte Vergütung stationärer Krankenhausleistungen. Dies sollte die Qualität, Transparenz und Wirtschaftlichkeit der stationären Versorgung verbessern, gleichzeitig die Kosten im stationären Bereich senken und stabile Beiträge für die gesetzlich Krankenversicherten erreichen.[9] Die Grundsätze des DRG-Systems wurden im neu gefassten KHG geregelt. Hier wurde bestimmt, dass für die Vergütung der allgemeinen Krankenhausleistungen ein durchgängiges, leistungsorientiertes und pauschalierendes Vergütungssystem einzuführen ist. Das daraufhin implementierte diagnosebezogene Fallgruppensystem orientierte sich bei seiner Einführung an einem australischen Vorgängermodell.[10]

Im DRG-System werden Patienten anhand medizinischer und demographischer Daten in *Fallgruppen* klassifiziert. Hierzu ist eine umfassende Dokumentation des Krankenhauses über behandelte Diagnosen und durchgeführte Prozeduren und Operationen erforderlich.[11] Innerhalb der jeweiligen Fallgruppen soll der mit der Behandlung verbundene ökonomische Aufwand vergleichbar sein. Jeder Fallgruppe wird eine Bewertungsrelation zugeordnet, in der sich die unterschiedlichen Behandlungskosten der jeweiligen Gruppe widerspiegeln. Diese Bewertungsrelation bezieht sich auf einen Referenzfall mit einem Relativgewicht von eins. Im Verhältnis hierzu werden alle anderen Fallgruppen bewertet. Dann wird der Bewertungsrelation ein landesweit gültiger Kostenwert, der sog. Basisfallwert (BFW), zugeord-

---

7 Vgl. Knorr G, Krämer A: Krankenhausrecht, 2007, S. VIII.
8 Vgl. Knorr G, Krämer A: Krankenhausrecht, 2007, S. IX.
9 Vgl. IGES Institut GmbH: Begleitforschung, 2010, S. 14.
10 Vgl. Knorr G, Krämer A: Krankenhausrecht, 2007, S. XIX.
11 Vgl. Rapp B: Leistung, 2004, S. 707.

net. Die Vergütungshöhe ergibt sich durch Multiplikation der Bewertungsrelation der jeweiligen Fallgruppe mit dem landesweiten Basisfallwert. Sie ist damit für jede Fallgruppe in jedem Bundesland identisch.[12] Dies bedeutet auch, dass – im Gegensatz zum Selbstkostendeckungsprinzip – die individuellen Kosten eines Krankenhauses im Rahmen der Behandlung des Patienten für die Höhe der Vergütung keine Rolle mehr spielen. Es ist also nicht gewährleistet, dass die Fallpauschalen, die das Krankenhaus als Vergütung erhält, immer kostendeckend sind. Vielmehr weichen aufgrund der DRG-Systematik die individuellen Behandlungskosten eines Krankenhauses regelmäßig von den DRG-Erlösen ab.[13] Neben der Fallpauschale gibt es eine Regelung für Kurz- und Langlieger. Für jede Fallgruppe sind im DRG-Katalog eine Unter- und Obergrenze definiert, die sog. untere bzw. obere *Grenzverweildauer*, bei deren Unter- oder Überschreitung die Pauschale gekürzt bzw. durch nicht kostendeckende Zuschläge erhöht wird. Das Relativgewicht jeder DRG ist auf ihre durchschnittliche mittlere Katalog-Verweildauer kalkuliert.[14]

Die Einführung des DRG-Systems in den Krankenhäusern erfolgte in zwei Phasen. In der *Einführungsphase* (2003 bis 2004) war die Nutzung des Systems budgetneutral. Dies bedeutet, dass entsprechend den bisherigen Vorschriften der BPflV ein individuelles Krankenhausbudget vereinbart wurde. Aufgrund dieses Budgets wurde ein Basisfallwert für jede Einrichtung ermittelt, so dass es in diesen beiden Jahren (noch) krankenhausindividuelle Preise für die jeweiligen Fallgruppen gab. In der sog. *Konvergenzphase* (2005 bis 2010) erfolgte eine Angleichung der bisherigen krankenhausindividuellen Preise an den landesweiten Durchschnitt. Ziel war es, für alle Krankenhäuser eines Bundeslandes eine einheitliche Fallpauschale einzuführen. Für Krankenhäuser, deren Ausgangswert unter dem Zielwert lag, wurde das bereinigte Ausgangsbudget stufenweise in jährlichen Schritten angehoben. Für Krankenhäuser, deren Ausgangswert den Zielwert überschritt, wurde das Budget – allerdings mit einer Obergrenze – schrittweise abgesenkt.[15] Die Kalkulation der DRG-Fallpauschalen erfolgt seit der Einführung jährlich durch das Institut für das Entgeltsystem im Krankenhaus (InEK). An dieser Kalkulation können Krankenhäuser freiwillig gegen Kostenerstattung teilnehmen. Von 1.704 Krankenhäusern haben 253 diese Möglichkeit für den Fallpauschalenkatalog des Jahres 2010 genutzt.[16] So hat das InEK das DRG-System seit Einführung grundlegend überarbeitet und weiterentwickelt. Der erste DRG-Katalog für das Jahr 2003 umfasste noch lediglich 664 Fallgruppen[17], seit 2010 aber bereits ca. 1.200 unterschiedliche Pauschalen.[18]

Durch die Einführung des DRG-Systems musste ein Umdenken in den Krankenhäusern erfolgen. Gab es unter tagesgleichen Pflegesätzen und dem Prinzip der

---

12 Vgl. IGES Institut GmbH: Begleitforschung, 2010, S. 22.
13 Vgl. IGES Institut GmbH: Begleitforschung, 2010, S. 23.
14 Vgl. IGES Institut GmbH: Begleitforschung, 2010, S. 23.
15 Vgl. IGES Institut GmbH: Begleitforschung, 2010, S. 9–10.
16 Vgl. InEK GmbH: Abschlussbericht, 2009, S. 13.
17 Vgl. IGES Institut GmbH: Begleitforschung, 2010, S. 28.
18 Vgl. InEK GmbH: Abschlussbericht, 2009, S. 11.

Selbstkostendeckung noch einen ökonomischen Anreiz zu guter Bettenauslastung und hoher Verweildauer, besteht in einem fallpauschalierenden Vergütungssystem ein immanenter Druck, die Wirtschaftlichkeit der Leistungserstellung zu erhöhen.[19] Dies verdeutlicht ▶ **Abb. 1.** Die strich-gepunktete Linie entspricht dem Verlauf der Erlöse aus tagesgleichen Pflegesätzen in Abhängigkeit zu der Verweildauer. Die durchgezogene Linie zeigt den DRG-Erlös, der zwischen der oberen und unteren Grenzverweildauer gleich bleibt. Mit der gepunkteten Linie sind die von der Verweildauer abhängigen Behandlungskosten dargestellt, vereinfacht linear. Zu erkennen ist, dass der bisherige Pflegesatz eine bestimmte Mindestverweildauer des Patienten im Krankenhaus vorgegeben hat, um kostendeckend wirtschaften zu können.

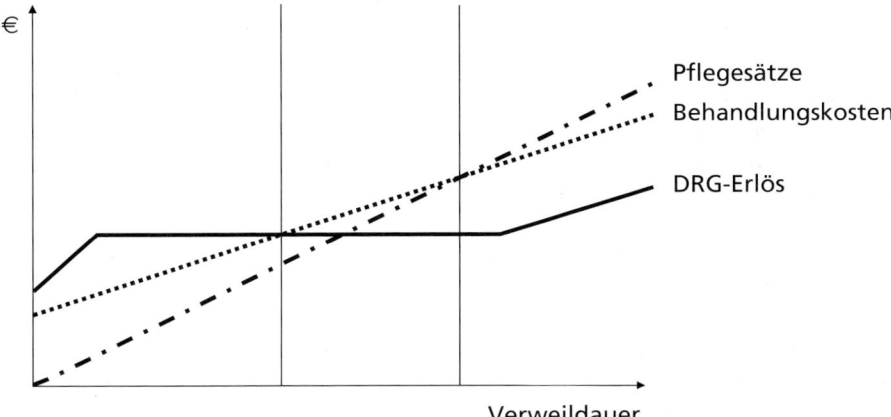

Abb. 1: Verweildauer eines Patienten[20]

Die *Gewinnschwelle* liegt beim Schnittpunkt zwischen Pflegesatz und Behandlungskosten auf der rechten Senkrechten. Bei jeder Verweildauer rechts davon sind alle Kosten gedeckt. Mit der Einführung der Fallpauschale wird über den festen Satz, der für die jeweilige Erkrankung erstattet wird, eine wirtschaftliche Aufenthaltsdauer des Patienten vorgegeben. Diese Fallpauschale muss nun alle anfallenden Kosten decken. Die Gewinnschwelle verschiebt sich unter DRG-Bedingungen nach links zum Schnittpunkt der Linien DRG-Erlös und Behandlungskosten auf der linken Senkrechten. Jede Verweildauer rechts davon verursacht nicht gedeckte zusätzliche Kosten, die selbst durch die Zuschläge nach Überschreiten der oberen Grenzverweildauer nicht kompensiert werden.[21]

Neben der Verweildauerreduktion beschreibt die Literatur weitere *Anreize* für die Krankenhäuser, auf die pauschalierende Vergütung im DRG-System zu

19 Vgl. IGES Institut GmbH: Begleitforschung, 2010, S. 623.
20 Vgl. Boeden G, Tsekos E: Diagnosen und Prozeduren, 2005, S. 146.
21 Vgl. IGES Institut GmbH: Begleitforschung, 2010, S. 23.

reagieren. Hierzu zählen die Fokussierung auf profitable Fallpauschalen, die Risikoselektion von Patienten, die Reduktion der Leistungsintensität innerhalb einer Fallpauschale sowie die Erhöhung der Leistungseffizienz.[22] Unter DRG-Bedingungen verstärkt sich zudem der Anreiz, Behandlungen stärker zu fragmentieren und Fallzahlsteigerungen zu generieren. Um mehrere Fälle abrechnen zu können, werden statt einem längeren mehrere kurze Krankenhausaufenthalte durchgeführt. Da unter DRG-Bedingungen immer nur eine Hauptdiagnose pro Fallgruppe angerechnet werden kann, hat sich die Wirtschaftlichkeit bei der Behandlung mehrerer Erkrankungen eines Patienten während eines stationären Aufenthaltes deutlich verringert. Darüber hinaus kann die Einteilung in Haupt- und Nebendiagnosen dazu führen, dass Nebenerkrankungen weniger ernst genommen werden.[23]

Dem Anreiz zu einem Fallsplitting, das heißt der Aufteilung einer medizinischen Behandlung auf mehrere Aufenthalte zur Generierung mehrerer DRG-Fälle, wird durch rechtlich verbindliche Regeln entgegengewirkt. So müssen zwei Aufenthalte eines Patienten, die zeitlich nahe beieinander liegen, unter definierten Umständen abrechnungsrechtlich zu einem Fall zusammengefasst werden. Unterschieden werden drei Wiederaufnahmeregelungen, die zum einen auf eine Ähnlichkeit der beiden zur Abrechnung übermittelten DRG abzielen und sich zum anderen auf vom Krankenhaus zu verantwortende Komplikationen des ersten Klinikaufenthaltes beziehen. Daneben kann eine Fallzusammenführung entstehen, wenn Patienten zu früh entlassen und zeitnah wieder in das Krankenhaus aufgenommen werden. Je nach Regel umfassen die Zeiträume, in denen eine Fallzusammenführung vorzunehmen ist, 30 Tage zwischen Aufnahmedatum des ersten und Aufnahmedatum des zweiten Aufenthalts. Sie erfolgt auch bei einer Wiederaufnahme innerhalb der oberen Grenzverweildauer des ersten Aufenthalts.[24]

1.1.3 Grundlagen stationärer Behandlung

Die Grundlagen der stationären Krankenhausbehandlung sind im Sozialgesetzbuch V (SGB V) geregelt. Versicherte in der gesetzlichen Krankenversicherung haben unter zwei gesetzlich definierten Bedingungen einen *Anspruch auf eine vollstationäre Krankenhausbehandlung.* Zum einen muss die Klinik zugelassen, zum anderen muss die stationäre Aufnahme nach Prüfung durch das Krankenhaus erforderlich sein. Erforderlich meint in diesem Zusammenhang, dass das Behandlungsziel nicht durch teil-, vor- und nachstationäre, ambulante Behandlung oder häusliche Krankenpflege erreicht werden kann.[25] Der Gesetzgeber hat damit dem Krankenhaus – und nicht etwa den Kostenträgern – die letzte Entscheidungskompetenz darüber gegeben, ob eine vollstationäre Krankenhausbehandlung für einen

---

22 Vgl. IGES Institut GmbH: Begleitforschung, 2010, S. 30–31.
23 Vgl. Flintrop J: Auswirkungen, 2006, S. 3083.
24 Vgl. GKV-Spitzenverband/Verband der privaten Krankenversicherung/Deutsche Krankenhausgesellschaft: Fallpauschalenvereinbarung, 2012, § 2, Abs. 1–3.
25 Vgl. SGB V: Sozialgesetzbuch, 2010, § 39.

Patienten erforderlich ist. Die Leistungen von Kliniken unterliegen hierbei einem strengen Wirtschaftlichkeitsgebot. Sie müssen zweckmäßig und wirtschaftlich sein und dürfen das Maß des Notwendigen nicht überschreiten. Ein Anspruch von Versicherten auf nicht notwendige oder unwirtschaftliche Leistungen besteht nicht.[26]

In Verbindung mit einer vollstationären Behandlung fallen häufig *vor- und nachstationäre Aufenthalte* an. Hierunter ist die Behandlung im Krankenhaus ohne Unterkunft und Verpflegung zu verstehen. Vorstationäre Kontakte sind vor allem dann die geeignete Behandlungsmethode, wenn es gilt, die Notwendigkeit einer vollstationären Versorgung abzuklären oder eine solche vorzubereiten. Die vorstationäre Krankenhausbehandlung ist auf längstens drei Behandlungstage innerhalb von fünf Tagen vor dem Beginn des eigentlichen, vollstationären Aufenthalts begrenzt.[27] Eine eigene Pauschale für eine vorstationäre Behandlung wird nur bezahlt, wenn keine vollstationäre Versorgung mit Abrechnung über eine Fallpauschale erfolgt. Pauschalen für nachstationäre Behandlungen, die häufig bei Verbandswechseln und Nachkontrollen durchgeführt werden, kommen zur Abrechnung, sofern der voran gegangene vollstationäre Aufenthalt nicht über eine Fallpauschale abgerechnet wird oder die obere Grenzverweildauer der Fallpauschale überschritten ist.[28]

Bezüglich der *Dringlichkeit der Aufnahme* hat sich bereits vor einigen Jahren im angloamerikanischen Raum eine Patienteneinteilung etabliert. Diese Einstufung, die keine Auswirkung auf die Höhe der DRG-Abrechnung hat, hält zunehmend auch in deutsche Krankenhäuser Einzug. Grundsätzlich lassen sich drei Dringlichkeitsstufen unterscheiden: Notfall, dringend und elektiv.[29] Bei einem *Notfall* handelt es sich um einen Patienten, der sofort ärztlich aufgenommen und einer weiteren Behandlung zugeführt werden muss. »Notfallpatienten sind Verletzte oder Kranke, die sich in Lebensgefahr befinden oder bei denen schwere gesundheitliche Schäden zu befürchten sind, wenn sie nicht unverzüglich die erforderliche medizinische Versorgung erhalten.«[30] Im Jahr 2008 waren ca. 37 % aller Einweisungen ins Krankenhaus Notfälle. Unter den Krankheiten des Kreislaufsystems sind hierbei Herzinsuffizienz und Hirninfarkt die häufigsten Diagnosen, bei den Verletzungen wird das Schädel-/Hirntrauma am meisten diagnostiziert.[31] Nicht alle Patienten, die sich als Notfall in der Notaufnahme vorstellen, müssen tatsächlich stationär aufgenommen werden. Von einer sofortigen stationären Aufnahme ist lediglich etwa ein Drittel betroffen, der Rest wird ambulant untersucht und versorgt.[32]

Als *dringende Patienten* werden solche klassifiziert, die zwar nicht sofort, aber innerhalb der nächsten 24 Stunden stationäre medizinische Versorgung benötigen,

---

26 Vgl. SGB V: Sozialgesetzbuch, 2010, § 12.
27 Vgl. SGB V: Sozialgesetzbuch, 2010, § 115a, Abs. 2.
28 Vgl. AOK-Bundesverband u. a.: Leitfaden, 2006, S. 13–16.
29 Vgl. Rapp B: Praxiswissen, 2010, S. 103.
30 BayRDG, Rettungsdienstgesetz, 2010, Art. 2 Nr. 3.
31 Vgl. Statistisches Bundesamt: Notfälle, 2010, o. S.
32 Vgl. Salfeld R, Hehner S, Wichels R: Krankenhausmanagement, 2009, S. 91–92.

da sonst schwere und bleibende gesundheitliche Schäden zu befürchten sind.[33] Andere Definitionen dehnen den Zeitraum, bis zu dem eine stationäre Aufnahme durchgeführt werden muss, auf bis zu 72 Stunden aus.[34]

Bei einem *Elektivpatienten* findet sich nur eine bedingte zeitliche Dringlichkeit. Zwischen der Feststellung einer stationären Behandlungsnotwendigkeit und der konkreten Leistungserbringung steht dem Patienten und auch dem Krankenhaus daher ausreichend Zeit zur Verfügung, Informationen einzuholen bzw. die Krankenhausbehandlung und eine eventuelle Operation (OP) zu planen.[35] Eine einheitliche Definition über den Zeitraum zwischen Feststellen der Behandlungsnotwendigkeit und Patientenaufnahme existiert nicht. Zum Teil kann der Zeitraum – in Abhängigkeit vom Beschwerdebild des Patienten – bis zu einem halben Jahr oder länger betragen. Zur Definition des Elektivpatienten greifen manche Autoren auf die Art des Zugangswegs in das Krankenhaus zurück. Bei einem Patienten, der selbstständig und nicht mit dem Rettungswagen das Krankenhaus aufsucht, handelt es sich i. d. R. um eine Elektivleistung.[36] Beispiel für solche elektiven Fälle sind Patienten zum Hüftgelenksersatz.

1.2   Fallmanagement im Krankenhaus

Beim Fallmanagement im Krankenhaus handelt es sich um eine relativ junge Disziplin, aus welchem Grund in der Literatur noch keine einheitliche Definition zu finden ist. Vor der Formulierung einer eigenen Definition sollte daher zunächst versucht werden, die Handlungsfelder eines »Fallmanagements im Krankenhaus« darzustellen.

Aus den in vorangegangenen Abschnitten geschilderten Rahmen- und Abrechnungsbedingungen deutscher Krankenhäuser ergeben sich zahlreiche Herausforderungen, die es zu meistern gilt. Dreh- und Angelpunkt stellt herbei aus mehreren Gründen die stationäre Verweildauer der Patienten dar:

- Zwischen unterer und oberer Grenzverweildauer (UGVD bzw. OGVD) der DRG-Fallgruppen wird mittels Pauschalen abgerechnet, eine Verkürzung der Verweildauer führt zu gleichem Erlös.
- Ein Unterschreiten der UGVD führt zu zum Teil erheblichen Abschlägen; vorstationäre Tage zählen i. d. R. nicht bei der Verweildauerberechnung.
- Ein Überschreiten der OGVD führt zwar zu tagesbezogenen Zuschlägen, die aber nicht kostendeckend kalkuliert sind, zudem bei vielen Fallgruppen noch pauschal ermittelt werden.

---

33 Vgl. Wang D: Urgent Care, 2010, o. S.
34 Vgl. Rapp B: Praxiswissen, 2010, S. 103.
35 Vgl. Friedrich J, Beivers A: Patientenwege, 2009, S. 158.
36 Vgl. Friedrich J, Beivers A: Patientenwege, 2009, S. 158.

- Die »Dauer der stationären Behandlung« stellt aktuell bereits über die Hälfte der häufigsten Prüfanlässe für verdachtsabhängige Einzelfallprüfungen des MDK dar.
- Die bestehende Wiederaufnahmeregelung der Fallpauschalenvereinbarung führt zu Fallzusammenführungen bei ähnlichen Fallgruppen in beiden Aufenthalten sowie bei Komplikationen, die in den Verantwortungsbereich des Krankenhauses fallen.[37]
- Gemäß § 11 Abs. 4 SGB V besteht Anspruch für gesetzlich Versicherte auf ein Versorgungsmanagement, insbesondere zur Lösung von Problemen beim Übergang in die verschiedenen Versorgungsbereiche.

Bereits vor Einführung der DRG-Fallpauschalen hat die Verweildauer eine rückläufige Tendenz, die sich durch das Fallpauschalensystem noch einmal deutlich verstärkt hat. Die durchschnittliche Verweildauer der Patienten in deutschen Krankenhäusern hat sich seit 1991 von rund 14 Tagen auf 7,9 Tage im Jahr 2010 verringert, die Anzahl der Krankenhausfälle hat sich im selben Zeit hingegen von 1.822 Fälle je 10.000 Einwohner auf 2.205 Fälle je 10.000 Einwohner erhöht.[38]

Darüber hinaus zeigt sich eine weitere Tendenz zur Behandlungsverdichtung, was nachfolgende Zahlen untermauern. Insgesamt wurden im Jahr 2008 bei den rund 17 Millionen vollstationär in Krankenhäusern versorgten Patientinnen und Patienten 41,8 Millionen Operationen und medizinische Prozeduren durchgeführt. Im Vergleich zum Vorjahr entspricht dies einer Zunahme um 5,2 %. Gegenüber 2005, dem »Jahr 2« nach DRG-Einführung entspricht dies sogar einem Anstieg um 15 %. Dieser Anstieg betrifft alle Prozeduren-Kategorien, was ▶ **Abb. 2**[39] verdeutlicht.

Es werden also mehr Leistungen bei immer kürzerer Verweildauer erbracht. Dies erhöht die Anforderungen an zentrale Bereiche und definiert unterschiedliche Notwendigkeiten:

- Verbesserung der Koordination: Diagnostik, Bildgebung, nicht-operative und operative sowie ergänzende Maßnahmen müssen zunehmend koordiniert werden.
- Optimierung der Organisation: Die Leistungsverdichtung in den unterschiedlichen Bereichen führt dazu, dass eine verbesserte interne Organisation erforderlich wird.
- Reduktion von Informationsverlusten: Viele Maßnahmen bei kurzer Verweildauer können zu Informationsdefiziten führen, da Befunde z. T. nicht rechtzeitig, zum Teil nicht digital vorliegen.

---

37 Vgl. GKV-Spitzenverband, Verband der privaten Krankenversicherung, Deutsche Krankenhausgesellschaft: Fallpauschalenvereinbarung, 2012, § 2, Abs. 1–3.
38 Statistisches Bundesamt: Grunddaten 2011, o. S.
39 Quelle: http://www.destatis.de/jetspeed/portal/cms/Sites/destatis//Internet/DE/Grafiken/ Publikationen/STATmagazin/Gesundheit/OperationenMassnahmen,property=thumbn ailBlob.gif

- Verringerung von Schnittstellen: Die Integration von differenzierter Diagnostik und Maßnahmen muss koordiniert, in die Stationsabläufe integriert und mit der Patientenlogistik kombiniert werden.
- Optimierung der Entlassung: Die Entlassung erfordert eine verbesserte Koordination, da durch die Verdichtung von stationären Leistungen der Patientenumsatz steigt. Häufig kreuzen sich entlassene und neu aufgenommene Patienten, so dass es eine eindeutige Ablauforganisation erfordert.
- Marketing nach außen/Wirkung der Klinik: Durch die Transparenz nach Einführung der Fallpauschalen stehen Kliniken in zunehmenden Wettbewerb. Gerade die Bewertung des Ablaufs der Behandlung hat wichtige Implikationen für das Marketing der Klinik. Hiermit eng verbunden sind die Patienten- und Angehörigenzufriedenheit.

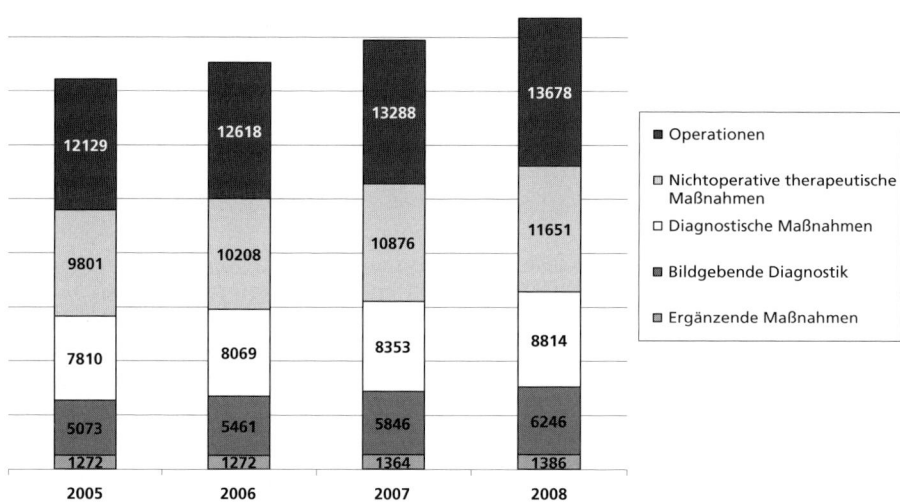

Abb. 2: Entwicklung Prozedurenkodierung im DRG-System

Die Art und Weise, mit den genannten Herausforderungen umzugehen, ist in den Krankenhäusern ebenfalls unterschiedlich, so dass sich über die Jahre entsprechende Strukturen und Berufsgruppen etabliert bzw. ausgeweitet haben:

- Sozialdienst
- Entlassungsmanagement
- Case Management
- Überleitungspflege
- Fallbegleitung
- Primäre Pflege

Die Tätigkeiten werden zum Teil von Mitarbeitern bestehender Berufsgruppen (Verwaltung, Pflegedienst, Ärzte), zum Teil von eigenen, neuen Berufgruppen (z. B.

»Case Managern«) und zum Teil auch von externen Kooperationspartnern durchgeführt.

Da das Bild der Problemlösung innerhalb der Krankenhauslandschaft sehr heterogen ausgebildet ist, muss eine Definition des Begriffs »Fallmanagement« einem besonderen Ansatz folgen und die Zielperspektive in den Vordergrund setzen. Subsumierend lässt sich daher folgende Definition ableiten:

> Fallmanagement im Krankenhaus verbessert – insbesondere durch eine schnittstellenoptimierte und patientenbezogene Prozessorientierung (Aufnahme-, Behandlungs- und Entlassungsmanagement) sowie durch den Einsatz unterschiedlicher Berufgruppen und Strukturen – die Organisation und Koordination der Patientenbehandlung mit den Ziel, die Verweildauer und die Kosten eines Krankenhausaufenthaltes zu reduzieren, die Patienten-, Angehörigen- und Mitarbeiterzufriedenheit zu steigern und damit insgesamt die Wirtschaftlichkeit der Klinik bei positiver Außenwirkung nachhaltig zu erhöhen.

1.3   Prozessorientierung im Krankenhaus

Der Begriff *Prozess* hat seinen lateinischen Ursprung im Wort *processus* und kann mit Fortgang oder Verlauf übersetzt werden.[40] In differierenden Erklärungskontexten und abhängig von der jeweiligen Wissenschaftsdisziplin ist die betriebswirtschaftliche Definition eines Prozesses sehr unterschiedlich.[41] Für die praktische Nutzbarmachung können statt einer Definition auch bestimmte Prozesscharakteristika als konstitutive Merkmale herangezogen werden, bspw. systematisierter und strukturierter Ablauf, messbare Wertschöpfung oder in Wechselbeziehung stehende Mittel und Tätigkeiten.[42]

Wesentliche Elemente der *Prozessdefinition* sind zum einen der Bezug auf die Vorgänger- und Nachfolgerbeziehungen, zum anderen der Gesichtspunkt der Wertschöpfung. Ein Geschäftsprozess umfasst eine Gruppe von verwandten Aufgaben, die zusammen für den Kunden ein Ergebnis von Wert ergeben sollen.[43] Im Klinikbereich stehen Prozesse für »Abfolgen von Aktivitäten des Krankenhausleistungsgeschehens, die dadurch in einem logischen inneren Zusammenhang stehen, dass sie im Ergebnis zu einer Leistung führen, die vom Patienten nachgefragt wird.«[44] »Ein Prozess ist die strukturierte Folge von Verrichtungen. Diese Verrichtungen stehen in ziel- und sinnorientierter Beziehung zueinander und sind nur zur Auf-

---

40 Vgl. Dudenredaktion: Universalwörterbuch, 2006, S. 1250.
41 Vgl. Zapp W: Prozessgestaltung, 2002, S. 24.
42 Vgl. Güssow J: Versorgungsstrukturen, 2007, S. 71–72.
43 Vgl. Simon H: Strategiekonzepte, 2000, S. 323.
44 Eichhorn S: Qualitätsmanagement, 1997, S. 140.

gabenerfüllung angelegt mit definierten Ein- und Ausgangsgrößen und monetärem oder nicht monetärem Mehrwert und Beachtung zeitlicher Gegebenheiten.«[45] Bezogen auf die betriebswirtschaftliche Betrachtung werden Prozesse in Form von Abläufen dargestellt, die beschreiben, wie und durch welche Arten von Tätigkeiten die jeweilige Aufgabe erfüllt wird. Die Aufgabenerfüllung kann materieller oder immaterieller Art sein. Erstere erstellt ein Produkt, letztere erbringt eine Dienstleistung. Ausgangspunkt des Prozesses bildet die Kundenanforderung bzw. der Zeitpunkt, an dem Menschen oder Sachmittel erstmalig aktiv werden. Das Prozessende wird durch das Endprodukt oder das Ergebnis der Dienstleistung zu einem definierten Zeitpunkt bestimmt.[46]

Die *prozessorientierte Organisation* ist dadurch gekennzeichnet, dass der Ablauf von Prozessen den zentralen Schwerpunkt der Organisationsgestaltung bildet. Die Prozessorganisation wird als ein Zusammenspiel von Teilprozessen entlang der Wertschöpfungskette gesehen.[47] Die organisatorische Analyse geht von Handlungsvorgängen aus, die Organisation ist eine integrative Struktur in sich abgeschlossener Prozesssegmente.[48] Die Organisationsstrukturen im Krankenhaus weisen oft eine starke Fragmentierung auf und sind traditionell funktional orientiert.[49] Häufig finden sich unkoordinierte Abläufe sowie eine hohe Anzahl von Schnittstellen im Patientenbehandlungsprozess.[50] Eine Übertragung der Prozessorientierung auf die Krankenhauslandschaft findet erst seit wenigen Jahren statt und wurde insofern auch noch nicht in bestehende Managementsysteme eingebettet.[51]

Übersetzt auf das *Krankenhaus* stellt der Zeitraum von der Aufnahme bis zur Entlassung eines Patienten einen Gesamtprozess dar, der sich in mehrere Teilprozesse zerlegen lässt. Ein besonderes Charakteristikum des Krankenhauses ist hierbei, dass an den meisten Prozessen unterschiedliche Personen sowohl innerhalb einer medizinischen Fachabteilung, z. B. Ärzte, Krankenpflegekräfte, als auch bereichsübergreifend, z. B. Normalstation, Operationsbereich, Intensivstation, beteiligt sind.[52] Es besteht ein zielorientierter Zusammenhang, der sich aus den gesetzlichen Anforderungen[53], der Patientenerwartung und dem Leitbild des Krankenhauses ergibt. »Patienten wollen gesund werden. Sie wünschen sich das beste Krankenhaus, den besten Arzt. Sie erwarten, als Mensch wahrgenommen zu werden und nach neuesten medizinischen Erkenntnissen therapiert zu werden.«[54] Im Leitbild definiert z. B. das Sana Klinikum Hof: »Unser Ziel: Unser Qualitätsanspruch orientiert sich an der Zufriedenheit unserer Patienten (...) sowie an den Besten der Branche. Alle Aktivitäten, Prozesse und Strukturen sind darauf ausgerichtet, unsere Aufgabe zu erfüllen. Dabei orientiert sich die Qualität unserer

---

45   Zapp W: Prozessgestaltung, 2002, S. 26.
46   Vgl. Vahs D: Organisationstheorie, 1997, S. 179.
47   Vgl. Zapp W: Prozessgestaltung, 2002, S. 64.
48   Vgl. Zapp W: Prozessgestaltung, 2002, S. 65.
49   Vgl. Rapp B: Praxiswissen, 2010, S. 100.
50   Vgl. Güssow J: Versorgungsstrukturen, 2007, S. 78.
51   Vgl. Güssow J: Versorgungsstrukturen, 2007, S. 79.
52   Vgl. Greulich A, Thiele G, Thiex-Kreye M: Prozessmanagement, 1997, S. 17.
53   Vgl. SGB V: Sozialgesetzbuch, 2010, § 39.
54   Herbert S: Patientenerwartung, 2008, S. 1662.

Behandlung an aktuellen Leitlinien und dem Stand des Medizinischen Wissens. Für dieses Ziel arbeiten alle Beschäftigten Hand in Hand.«[55]

Grundsätzlich kann im Krankenhaus eine Unterscheidung von Kern- und Supportprozessen erfolgen.[56] Als Kernprozesse kann man den Ablauf aller Tätigkeiten der Mitarbeiter und die hierzu notwendigen Sachmittel bezeichnen, sofern sie unmittelbar der Verbesserung des Gesundheitszustandes der Patienten durch Diagnostik und Therapie dienen. Kernprozesse tragen in sehr hohem Maße zur Zielerreichung bei und bilden die Grundlage der Geschäftätigkeit. Sie haben eine hohe Patientenorientierung.[57] Man nennt sie auch Schlüsselprozesse, da sie eine wesentliche Funktion im Rahmen der Leistungserstellung haben.[58] Supportprozesse wiederum unterstützen den Ablauf der Kernprozesse, z. B. in Form von Bereitstellung von Sachmitteln durch den Einkauf, Zubereitung von Speisen in der Küche, Reinigung der Zimmer und Bereiche, Patiententransport oder Abrechnung.[59] Als praxisbewährte Methode hat sich die Unterteilung der Kernprozesse der Krankenhausbehandlung in *Teilprozesse*, sog. Behandlungsphasen, etabliert.[60] Bei dieser Differenzierung werden Prozessbausteine aus sich wiederholenden Handlungsfolgen gebildet. Der Aufenthalt eines Patienten lässt sich in die fünf Behandlungsphasen Aufnahme, Diagnostik, Operation bzw. Therapie bei nicht zu operierenden Patienten, Pflege und Entlassung gliedern.[61] Andere Unterteilungen differenzieren die Phase Operation in OP-Tag präoperativ, OP und OP-Tag postoperativ und die Phase Pflege in Akutbehandlungs-, Behandlungs- und Nachbehandlungsphase.[62] Die Prozesse einer Klinik lassen sich in einer Prozesslandkarte abbilden.

Um eine sinnvolle und praktikable Aufteilung, auch im Hinblick auf das »Fallmanagement im Krankenhaus«, zu nutzen, werden im Folgenden sämtliche Teilprozesse einer stationären Krankenhausbehandlung in die drei Bereiche *Aufnahmemanagement*, *Behandlungsmanagement* und *Entlassungsmanagement* aufgeteilt, was ▶ **Abb. 3** verdeutlicht. Diese Aufteilung wird zur besseren Orientierung auch in den nachfolgenden Kapiteln beibehalten.

»Aufnahmemanagement« fasst hierbei alle Aktivitäten rund um die Patientenaufnahme und Bettenbelegung zusammen. Dies ist zum einen die Vorbereitung eines stationären Aufenthaltes inkl. ggf. notwendiger Vordiagnostik, zum anderen die Organisation der konkreten physischen Aufnahme des Patienten.

Unter »Behandlungsmanagement« werden alle Aktivitäten gesehen, die während des stationären Aufenthaltes erfolgen und der Behandlung und Betreuung des Patienten dienen. Hierzu zählen diagnostische und therapeutische Maßnahmen (u. a. auch spezielle Diagnostik, Operationen, Interventionen), Betreuungs- und

55 Sana Klinikum Hof GmbH: Leitbild, 2010, o. S.
56 Vgl. Greulich A, Thiele G, Thiex-Kreye M: Prozessmanagement, 1997, S. 17.
57 Vgl. Kahla-Witzsch A: Qualitätsmanagement, 2009, S. 83.
58 Vgl. Bokranz R, Kasten L: Organisationsmanagement, 2003, S. 233–234.
59 Vgl. Kahla-Witzsch A: Qualitätsmanagement, 2009, S. 83.
60 Vgl. Kothe-Zimmermann H: Prozesskostenrechnung, 2006, S. 86.
61 Vgl. Rapp B: Praxiswissen, 2010, S. 100.
62 Vgl. Kothe-Zimmermann H: Prozesskostenrechnung, 2006, S. 86.

Überwachungsmaßnahmen, aber auch Maßnahmen zur Steuerung und Optimierung der Verweildauer.

Mit »Entlassungsmanagement« sind Prozesse gemeint, die die Entlassung eines stationären Patienten vorbereiten oder erleichtern. Hierzu zählen auch die Schnittstellen zu nach versorgenden Versorgungsbereichen, z. B. Rehakliniken.

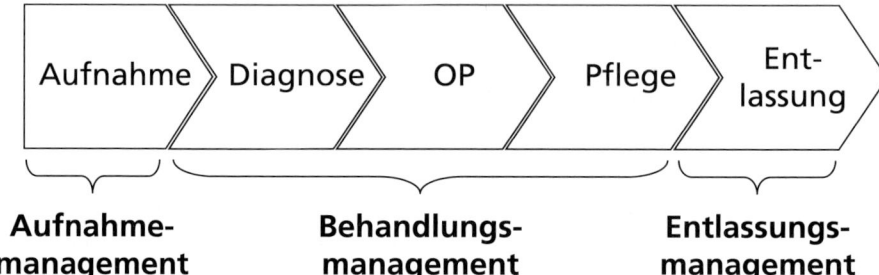

Abb. 3: Gliederung »Fallmanagement«

2 Aufnahmemanagement

2.1 Teilprozess Aufnahme

Eine wichtige Betreuungsphase im Rahmen des Klinikaufenthalts ist der Teilprozess *Aufnahme*. Er zählt zu den Kernprozessen des Krankenhauses, auch weil wesentliche Merkmale von Kernprozessen, wie der wahrnehmbare Kundennutzen, der eindeutige Unternehmensbezug (Unternehmensspezifität), die Nicht-Imitierbarkeit sowie fehlende Ersetzbarkeit durch andere Problemlösungen (Nicht-Substituierbarkeit), erfüllt werden.[63] In der Literatur wird er auch häufig als *Patientenlogistik* bezeichnet. Dies beschreibt die Unterbringung sowie die begleitete und nichtbegleitete Bewegung von Patienten im Krankenhaus. Allerdings greift der Begriff Patientenlogistik viel weiter und integriert auch den bereits stationär aufgenommenen Patienten, z. B. beim Transport in den Operationssaal.[64]

Der Teilprozess Aufnahme lässt sich wiederum in die Betten- und Belegungssteuerung sowie das Aufnahmemanagement differenzieren. Er führt in vielen Krankenhäusern zu Schnittstellenproblemen. Im Rahmen der *Betten- und Belegungssteuerung* sind dies lange Wartezeiten bis zur Aufnahme, die unklare Bettenverfügbarkeit auf den Stationen, Wartezeiten der neu aufzunehmenden Patienten auf ein Bett, die Vergabe von Aufnahmeterminen an verschiedenen Stellen und die fehlende interne Definition eines Notfalls.[65] Beim *Aufnahmemanagement* kommt es ebenfalls zu Defiziten, nämlich zu langen Wartezeiten bis zur Aufnahme, zur Absage von Untersuchungen wegen fehlender Koordination und zeitlicher Überschneidung, zu unvollständiger Untersuchung bei Aufnahme, zu spätem Erstkontakt mit einem Arzt, zu langen Wartezeiten für Patienten sowie zu fehlenden Standards für die Vorbereitung von Untersuchungen.[66] ▶ **Tab. 1** gibt einen Überblick über häufige Situationen der Betten- und Belegungssteuerung sowie des Aufnahmemanagements, getrennt nach den beiden Bereichen.

Es wird auch ein sog. *9-Uhr Phänomen* beschrieben: Der Großteil der einbestellten Patienten kommen gegen 9:00 Uhr morgens in die Klinik, da sie vorab keinen festen Aufnahmetermin erhalten haben und die einweisenden Arztpraxen diese Uhrzeit üblicherweise bei Nachfrage angeben. Dies führt zu erheblichen Ablaufstörungen und Belastungsspitzen, z. B. in Form von Warteschlagen vor der Patientenaufnahme.[67]

---

63 Vgl. Osterloh M, Frost J: Prozessmanagement, 1998, S. 37.
64 Vgl. Kriegel J, Jehle F, Seitz M: Patientenlogistik, 2009, S. 5.
65 Vgl. Güssow J: Versorgungsstrukturen, 2007, S. 395.
66 Vgl. Güssow J: Versorgungsstrukturen, 2007, S. 395.
67 Vgl. Rapp B: Praxiswissen, 2010, S. 102, S. 104.

Tab. 1: Häufige Situationen in Betten- und Belegungssteuerung sowie Aufnahme-management[68]

Betten-/Belegungssteuerung	Aufnahmemanagement
• Einzelne Stationen halb leer bei gleichzeitigen Einschiebebetten und Überbelegung auf anderen Stationen • Zeitaufwändige Suche nach freien Bettenkapazitäten • Unkoordinierte Verteilung der Patienten im Krankenhaus bei hoher Auslastung • Unübersichtliche Belegung einzelner Abteilungen • Patiententourismus durch Rückholen ausgelagerter Patienten • Unzufriedene Privatpatienten durch fehlende Privatbetten • Spannungen zwischen den Berufsgruppen	• Wartezeiten und Belastungsspitzen in der administrativen Patientenaufnahme • Parallele Aufnahme von Elektiv- und Notfallpatienten in der Notaufnahme • Überlastung der Funktionsbereiche Labor, Röntgen, Transportdienst • Mangelnde Aufmerksamkeit für Patienten, die in Stoßzeiten, wie bei der Pflegevisite oder Essensausgabe, auf die Station kommen • Wartezeiten durch überlappende Präsenz entlassener und neu aufgenommener Patienten • Späte ärztliche Aufnahme, zum Teil erst nach Ende des OP-Programms • Späte Narkoseuntersuchung/-aufklärung • Untersuchungsverzögerung in den Bereitschaftsdienst oder auf den nächsten Tag

Eine Benchmarking-Untersuchung über 150 Krankenhäuser bestätigt die beschriebenen *Schnittstellenprobleme* aus Patientensicht. Hierzu zählen das Warten in der Verwaltungsaufnahme (Zustimmung von 56 % der befragten Patienten), das Warten auf Bett und Schrank (46 % Zustimmung) und das Warten auf die erste ärztliche Untersuchung (71 % Zustimmung). Im Durchschnitt warten geplante Patienten 56 Minuten (12 % mehr als zwei Stunden) auf ein reserviertes Bett und 83 Minuten (19 % mehr als zwei Stunden) auf das erste Arztgespräch mit Untersuchung.[69] Diese Studie kommt u. a. zu dem Ergebnis, dass stationäre Verweildauern patientenorientiert verkürzt werden können. An notwendigen *Maßnahmen* werden der Ausbau von vorstationären Beratungen (Zustimmung von 59 % der befragten Krankenhausbeschäftigten), der Ausbau der Öffnungszeiten der Funktionsdiagnostik (36 % Zustimmung), die bessere Zusammenarbeit des aufnehmenden Mediziners interdisziplinär mit Ärzten der Klinik (31 % Zustimmung), die bessere Kooperation von Pflege und Ärzten auf der Station, speziell bei der Aufnahme von Patienten (30 % Zustimmung), und die Reduktion von Doppelbefragungen von Patienten zum gleichen Thema (15 % Zustimmung) genannt.[70]

Erklärungsmodelle für die genannten Probleme finden sich nur vereinzelt. Ein Grund wird in der historisch gewachsenen Abteilungsorientierung von Krankenhäusern gesehen.[71] In vielen Kliniken koordiniert jede medizinische Fachabteilung den Behandlungsprozess eigenständig. Das Sekretariat des Chefarztes führt die Einbestellung des Patienten durch, ohne Kenntnis über die vorhandenen Gesam-

---

68 Vgl. Rapp B: Praxiswissen, 2010, S. 104, S. 107.
69 Vgl. Riegl G: Patientenaufnahme, 2004, S. 904.
70 Vgl. Riegl G: Patientenaufnahme, 2004, S. 904.
71 Vgl. Rapp B: Praxiswissen, 2010, S. 100.

tressourcen des Krankenhauses, wie freie Betten- und OP-Saal-Kapazitäten.[72] »Vorhandene Stationen werden als fest zugeordnete Bereiche einer Abteilung interpretiert, was dazu führt, dass bei nebeneinander liegenden Stationen die eine überbelegt, die andere nur zu 50 Prozent ausgelastet sein kann, nur weil die Stationen unterschiedlichen Abteilungen zugeordnet sind.«[73] Hierbei werden Ressourcen nicht optimal genutzt und Mitarbeiter unnötig belastet. Auch die Steuerung von Notfallpatienten verläuft häufig völlig getrennt von Elektivpatienten. Dies führt zu Doppelbelegungen und Abstimmungsschwierigkeiten.[74]

▶ **Abb.** 4 verdeutlicht das Problem. Die meisten Kliniken sind heute noch weitgehend abteilungsbezogen organisiert. Das heißt, jede medizinische Fachabteilung, z. B. Innere Medizin, Chirurgie, Gynäkologie, Urologie, hat ihre eigene Organisation der Patienteneinbestellung und Aufnahme, zum Teil eigene OP-Säle und eigene, fest zugeordnete Stationen. Eine klinikübergreifende Patienten- oder fallorientierte Steuerung findet i. d. R. nicht statt. Dies führt dazu, dass trotz optimierter einzelner Abteilungen über die Gesamtklinik die geschilderten Probleme auftreten und von den Patienten auch als negativ wahrgenommen werden.

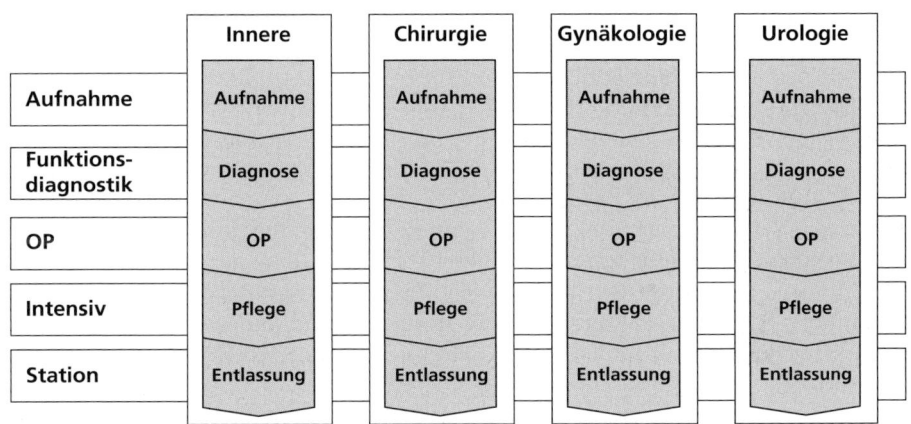

Abb. 4: Abteilungsbezogene Organisation

Bei einem Großteil der Krankenhäuser scheint die bestehende Problematik grundsätzlich erkannt. Seit Einführung des DRG-Systems führten ca. 90 % der Einrichtungen *Veränderungen* im Betten- und Belegungsmanagement, im Aufnahme- und Entlassungsmanagement, in der Patientendurchlaufsteuerung oder in der Zusammenarbeit mit vor- und nachgelagerten Leistungserbringern durch. Bei 41,4 % der Krankenhäuser gab es umfassende Umstrukturierungen im Betten- und Belegungsmanagement, bei 36,1 % im Aufnahmemanagement.[75] Generell handelt es

72 Vgl. Rapp B: Praxiswissen, 2010, S. 100.
73 Rapp B: Praxiswissen, 2010, S. 102.
74 Vgl. Rapp B: Praxiswissen, 2010, S. 102–103.
75 Vgl. Deutsches Krankenhausinstitut: Barometer, 2008, S. 14–15.

sich bei den Entwürfen zu einer zentralisierten Belegungssteuerung um jüngere Konzepte, die sich in den Kliniken in der Aufbauphase befinden. Sie sind noch nicht vollständig im Behandlungsprozess erprobt und bestätigt.[76]

Grundsätzlich muss die Frage gestellt werden, aus welchen Gründen eine Hinwendung zur Prozessorientierung und Optimierungen im Teilprozess Aufnahme für Krankenhäuser überhaupt sinnvoll und notwendig ist, also inwieweit sich hieraus Auswirkungen auf die Effizienz der Leistungserstellung der Gesamtbehandlung ergeben. Dafür muss zunächst der Begriff der *Effizienz* im Kontext der Krankenhausbehandlung erläutert werden. Er leitet sich vom lateinischen Wort *efficere* ab, und lässt sich mit »bewirken« übersetzen.[77] Eine einheitliche Definition des Begriffs existiert nicht.[78] Effizienz beschreibt eine Verhältnisgröße, nämlich die Relation von Einsatz (Input) zu Ergebnis (Output).[79] Sie erfasst den Nutzeneffekt und den relativen Zielbeitrag von Maßnahmen.[80] Ziel ist, ein Ergebnis von bestimmter Qualität mit möglichst wenig Einsatz zu erreichen, was auch als ökonomisches Minimalprinzip bezeichnet wird.[81] Als Synonyme für Effizienz werden auch die Begriffe Leistungsfähigkeit, Wirtschaftlichkeit, Produktivität, Ergiebigkeit, Rentabilität, Rationalität und Zielerreichung verwendet.[82]

Effizienz wird hierbei nicht als medizinische, sondern als betriebswirtschaftliche Messgröße interpretiert, bei der im Rahmen des Behandlungsprozesses eine bestimmte Gesundheitszustands-Verbesserung zu den geringst möglichen Kosten erreicht werden soll. Zur Beurteilung der Effizienz organisatorischer Änderungen wird die Gesundheitszustands-Verbesserung zunächst als gegeben gesehen. Kosteneinsparungen beziehen sich also nicht auf Veränderungen in der medizinischen Behandlung, z. B. durch Einsatz anderer OP-Verfahren oder alternativer Medikamente, sondern auf organisatorische Veränderungen wie verkürzte Verweildauer oder niedrigere ärztliche Betreuungsquote. Die Darstellung der Effizienzveränderungen erfolgt mit Hilfe von Kennzahlen. Es handelt sich dabei um Zahlen, die quantitativ erfassbare Zusammenhänge in verdichteter und somit vereinfachter Form darstellen.[83] Kennzahlen dienen der Objektivierung von Zielen und Verbesserungsmaßnahmen.[84]

Eine Kennzahl zur Effizienzbeurteilung ist die Verweildauer. Die Verringerung von Behandlungstagen kann z. B. deutliche ökonomische Auswirkungen haben, wie die Simulationsrechnung in ▶ **Abb. 5** zeigt.

---

76 Vgl. Güse H.-G, Huke T, Spieß B: Belegungsmanagement, 2009, S. 50.
77 Vgl. Bohr K: Effizienz und Effektivität, 1993, Sp. 855.
78 Vgl. Kurrle A: Effizienz, 1995, S. 4.
79 Vgl. Eichhorn P: Wirtschaftlichkeit, 2005, S. 162.
80 Vgl. Fröhlich W: Psychologie, 1994, S. 128.
81 Vgl. Erridge A: Public services, 2006, S. 96.
82 Vgl. Bohr K: Effizienz und Effektivität, 1993, Sp. 855.
83 Stephan J: Kennzahlen, 2006, S. 7.
84 Glazinski B: Unternehmensentwicklung, 2004, S. 87.

Annahmen:

500 Betten Klinik, 85 % Auslastung, durchschnittliche Verweildauer (VWD)
7,2 Tage

Maximal mögliche Belegungstage:

365 Tage x 500 Betten	182.500	Tage
Auslastung derzeit 85 %	155.125	Tage
Anzahl Patienten bei derzeitiger VWD: 7,2 Tage	21.545	Fälle

Annahme: Prozessoptimierung führt zu einer Verweildauerreduktion um durchschnittlich 1,0 Tage

Szenario 1: Leistungssteigerung/Höhere Erlöse ohne Personalmehrung

Anzahl Patienten bei optimierter VWD: 6,2 Tage	25.020	Fälle
Anzahl Mehrfälle gegenüber "alter" VWD	3.475	Fälle
Theoretische Mehrerlöse durch		
Verweildaueroptimierung		
(Annahmen: durchschnittliches Fallgewicht 1,0;		
BFW 2.900 EUR)	10.077.565	EUR

Fazit: Durch die Verweildauerreduktion von 1,0 Tagen wird es möglich, 10 Millionen Euro höhere Umsätze zu generieren.

Szenario 2: Kosteneinsparung durch Kapazitätsreduktion

Mögliche Belegungstage einer 30-Betten Station		
365 Tage x 30 Betten	10.950	Tage
Einsparung Belegungstage bei oben genannter		
Patientenzahl		
21.545 Patienten x 1,0 eingespartem Tag	21.545	Tage

Fazit: Durch die Verweildauerreduktion von 1,0 Tagen wird es möglich, zwei 30-Betten-Stationen komplett zu schließen!

Abb. 5: Simulationsrechnung Verweildauerreduktion[85]

---

85   Vgl. Rapp B: Praxiswissen, 2010, S. 101.

27

Bei einer 500-Betten-Klinik kann eine Reduktion der durchschnittlichen Verweildauer um einen Tag zu einer Erlössteigerung bei Fallzahlanstieg von rund 10 Millionen Euro pro Jahr bei gleich bleibenden Bettenressourcen führen. Im Sinne der Effizienz ergibt sich durch die Verweildauerabsenkung die Möglichkeit einer Fallzahlerhöhung (Output) bei unveränderter Menge eingesetzter Bettenressourcen (Input).[86] Alternativ ist es möglich, zwei 30-Betten-Stationen komplett zu schließen und somit eine Kostenreduktion zu erreichen.

Zusammenfassend lässt sich zum Teilprozess Aufnahme festhalten, dass dieser häufig zu Ablaufstörungen und Problemen im Krankenhausalltag führt, was Auswirkungen auf die Effizienz der Leistungserstellung hat. Gleichzeitig ist zu erwarten, dass sich durch eine prozessorientierte Re-Organisation des Aufnahme- und Belegungsprozesses Effizienzauswirkungen ergeben, welche die Wirtschaftlichkeit des Patientenbehandlungsprozesses erhöhen können.

2.2 Konzept des Integrierten Aufnahmesystems

2.2.1 Ziele

Die strategischen *Ziele* des Integrierten Aufnahmekonzeptes sind eine Steigerung der Wirtschaftlichkeit durch Verweildauerverkürzung und optimale Bettenauslastung. Durch eine optimierte Patientendurchlaufsteuerung soll zudem die Patientenzufriedenheit verbessert werden.

Die wichtigsten *Elemente* des Integrierten Aufnahmekonzepts sind neben einer patientenfreundlichen Belegungssteuerung die Zusammenführung aller Aufnahmeprozesse an einer zentralen Stelle, die Realisierung der medizinischen und administrativen Aufnahme in einem Arbeitsgang und an einem Ort sowie die organisatorische Trennung der Patientenströme in Not- und Elektivaufnahme. Inhaltlich besteht das Integrierte Aufnahmekonzept aus drei Bausteinen: dem Zentralen Belegungsmanagement (ZBM) als zentraler Stelle der Betten- und Belegungssteuerung, der elektiven Patientenaufnahme (EP), welche für die Betreuung von elektiven und dringenden Patienten zuständig ist, und der Notaufnahme (NA), durch welche die Notfallpatienten versorgt werden. Im Folgenden werden die drei Elemente mit Bezug auf die Implementierung des Integrierten Aufnahmekonzepts beschrieben.

Das *Zentrale Belegungsmanagement* ist eine neu zu schaffende Organisationseinheit. Ihre Aufgabe ist die Terminierung aller Patienten für Aufnahmeuntersuchung, stationäre Aufnahme und geplante Eingriffe sowie die Bettenbelegungsplanung für alle Abteilungen des Krankenhauses. Für das gesamte Krankenhaus wird die Terminplanung der stationären Aufnahme eines Patienten und die Bettendisposition kombiniert von einer Stelle durchgeführt. Für Elektivpatienten wird

---

86 Vgl. Rapp B: Praxiswissen, 2010, S. 101.

zudem die notwendige Operation terminiert. Dabei erfolgt ein Abgleich zwischen verfügbaren Bettenressourcen und OP-Kapazitäten. Dadurch sollen unterschiedliche Belegungen einzelner Stationen oder Schwankungen in der OP-Auslastung vermieden werden. Die einzelnen medizinischen Fachabteilungen verzichten mit der Einführung des ZBM auf eigene Terminkalender. Diese werden im Konzept zentral und elektronisch im vorhandenen Krankenhausinformationssystem realisiert. Sie sind für alle in den Patientenbehandlungsprozess involvierten Personen einsehbar, aber nur von den Mitarbeitern des ZBM beschreibbar. Dadurch werden Schnittstellenverluste verhindert, z. B. durch Doppelanfragen oder nicht kommunizierte Änderungen.

Das ZBM vergibt an jeden Elektivpatienten einen konkreten *Termin* mit Uhrzeit, zu dem er sich im Krankenhaus vorstellen soll. So werden Spitzen im Aufkommen von Patienten im Aufnahmebereich vermieden. Bei diesem Termin erhält der Patient entweder eine sog. vorstationäre Untersuchung, die als Erstkontakt den Aufenthalt vorbereiten soll, oder direkt die stationäre Aufnahme. Im Rahmen der Terminierung reserviert das ZBM für aufzunehmende Patienten zudem ein Bett und trägt – falls notwendig – einen OP-Platz ein. In enger Abstimmung mit der jeweiligen Fachabteilung erfolgt die Planung dringender Patienten analog. Daneben kümmert sich das ZBM bei Notfallpatienten, welche direkt über die Notaufnahme aufgenommen werden, innerhalb der Regelarbeitszeit kurzfristig um einen Bettplatz. Für die Bereitschaftsdienstzeiten erstellt das ZBM eine Liste der offenen Bettenkapazitäten im Haus. Über eine Verfahrensanweisung wird festgelegt, nach welcher Priorisierung die Betten von der Notaufnahme belegt werden können.

Mit Einführung des ZBM sollte auch die *Bettenzuteilung* an die medizinischen Fachabteilungen innerhalb des Krankenhauses geändert werden. Auf Basis einer umfassenden Analyse erhält jede Fachabteilung sog. Kernbereiche, die das ZBM primär belegt. Für den Fall, dass diese Kapazitäten nicht ausreichen, werden die Patienten auf angrenzende Zimmer verteilt. Dadurch teilen sich mehrere medizinische Fachabteilungen bestimmte Zonen auf den Stationen, die sog. fließenden Bereiche. Dies erlaubt optimale Bettennutzung. In Zeiten voller Ressourcenauslastung können Patienten ausnahmsweise auch außerhalb der eigenen in Bereichen anderer medizinischer Fachabteilungen untergebracht werden.[87]

Das ZBM arbeitet ausschließlich auf Grundlage von *Verfahrens- und Arbeitsanweisungen*, sog. Organisationshandbüchern, die gemeinsam mit dem Chefarzt der jeweiligen Abteilung erarbeitet und von der Geschäftsführung frei gegeben werden. Hierin sind alle Grundregeln für die Belegung eindeutig niedergelegt. Die Aufnahmeentscheidung selbst verbleibt immer bei den Ärzten der jeweiligen Abteilung. Das ZBM wird erst nach dieser Entscheidung tätig. Im ZBM finden keine medizinischen Gespräche statt, es ist allein für die Terminkoordination zuständig und kann auf diesbezügliche Wünsche des Einweisers direkt reagieren, so dass die Betreuung des niedergelassenen Arztes schnell und professionell erfolgen kann. Somit ersetzt das ZBM auch nicht den Kontakt der Krankenhausärzte zum nie-

---

87 Vgl. Rapp B: Praxiswissen, 2010, S. 104–105.

dergelassen Mediziner, welcher den Patienten stationär einweist. Fachgespräche erfolgen weiterhin auf dieser Ebene.[88]

Bei der *Besetzung* des ZBM kommt es im Besonderen auf die fachliche Qualifikation an, da ein medizinisches Grundverständnis die Arbeit mit den Fachabteilungen und die Terminierung der Patienten erleichtert. Die Leitung sollte eine dreijährig examinierte Pflegekraft übernehmen, möglichst mit Führungserfahrung. Auch die weiteren Mitarbeiter sollten eine medizinische Grundausbildung haben, entweder als Arzthelferin oder als Gesundheits- und Krankenpflegekraft. Das ZBM sollte in den Kernzeiten geöffnet haben, z. B. werktags von 7:00 Uhr bis 17:00 Uhr. Der frühe Öffnungszeitpunkt ist wichtig, da durch abends, in der Nacht oder am Wochenende eingetroffene Notfälle die am Vorabend vorhandene Belegungssituation verändert ist. Die geänderte Belegung wiederum muss in den einzelnen Abteilungen bei der ärztlichen Übergabe bekannt sein, damit die Ärzte einen Überblick über die freien (Notfall-)Ressourcen der Klinik haben. Um über die Kapazitätsentwicklung informiert zu sein, fragen die Mitarbeiter des ZBM täglich am Nachmittag die für den Folgetag geplanten Entlassungen bei den Stationen ab. Außerhalb der Öffnungszeiten des ZBM werden Patienten direkt von der Notaufnahme auf die Stationen verlegt. Dabei werden die freien und gebuchten Kapazitäten berücksichtigt, die in den entsprechenden Terminkalendern innerhalb des Krankenhausinformationssystems einsehbar sind.

Auch beim zweiten Baustein, der *Elektiven Patientenaufnahme*, handelt es sich um eine weitere, neu zu schaffende Organisationseinheit. Sie ist für die Aufnahme von elektiven Patienten zuständig und kombiniert die administrative und die medizinische Patientenaufnahme. Parallel kann eine in den meisten Krankenhäusern noch bestehende rein administrative Patientenaufnahme komplett abgeschafft werden. In der EP werden mehrere Behandlungsräume eingerichtet, die eine Patientenaufnahme ermöglichen. Diese Räume sind dazu mit Patientenliege, Elektrokardiographie, zum Teil Ultraschall-Gerät, Utensilien zur Blutentnahme und einem Schreibtisch mit Computerarbeitsplatz auszustatten. Von der EP sollte der Bereich der Kinderklinik ausgenommen werden, sofern das Krankenhaus über eine eigene Pädiatrie-Abteilung verfügt. Kinder und Jugendliche werden weiterhin in eigenen Räumlichkeiten aufgenommen. Dies ist wichtig, um eine altersgerechte Betreuung zu ermöglichen.

Die *Terminierung* für die EP erfolgt durch das ZBM. Wie in einer Arztpraxis werden die Patienten mit definiertem Termin einbestellt. Es wird angestrebt, dass die meisten Patienten zunächst lediglich vorstationär gesehen werden. Dabei werden sie untersucht, administrativ und medizinisch aufgenommen und über die bevorstehende Behandlung aufgeklärt. Gegebenenfalls werden auch schon vorbereitende diagnostische Maßnahmen, z. B. Bildgebung, durchgeführt. Danach gehen sie wieder nach Hause und kommen im Optimalfall erst am OP-Tag zur eigentlichen stationären Aufnahme. Durch die verkürzte Verweildauer werden medizinisch unnötige Liegetage vermieden und dem Patienten Wartezeiten auf die Behandlung oder einen Operationstermin erspart.[89]

---

88 Vgl. Rapp B: Praxiswissen, 2010, S. 105.
89 Vgl. Rapp B: Praxiswissen, 2010, S. 108.

Die *Aufnahme* des Patienten erfolgt gemeinsam durch einen Facharzt der jeweiligen medizinischen Fachabteilung und eine unterstützende Arzthelferin. Diese führt die administrative Aufnahme inklusive der Erfassung der Stammdaten beim Patienten durch und unterstützt den Arzt bei der Erstdiagnostik. Von ihr wird auch die Anmeldung von notwendiger Funktionsdiagnostik eingeleitet, z. B. Computertomographie, Echokardiographie, Langzeit-Elektrokardiogramm. Falls Vor- oder Fremdbefunde fehlen, werden diese von der Arzthelferin bei vorbehandelnden Ärzten oder im Archiv des Krankenhauses angefordert. Die Arzthelferin ist zudem eine wichtige Schnittstelle zum ZBM und den Stationen. Der Facharzt wiederum, der festgelegte Zeiten in den Räumen der EP abdeckt, führt die medizinische Anamnese und Erstuntersuchung bei den Patienten durch und bestimmt die Aufnahmediagnose. Er legt die durchzuführende Diagnostik fest, z. B. Elektrokardiogramm, Labor, Röntgen oder Ultraschall, und führt die Untersuchungen zum Teil selbst durch. Zudem trifft er weitere Anordnungen für den Aufenthalt des Patienten. Falls der Patient operiert werden muss, findet in der EP auch seine rechtlich notwendige Aufklärung über den Eingriff statt. Während seiner Zeit in der EP steht der Arzt zudem anderen Fachabteilungen innerhalb der EP als Berater sowie niedergelassenen Ärzten für telefonische Anfragen zur Verfügung. Bei zu operierenden Patienten findet im Anschluss an den Kontakt zu dem Facharzt der jeweiligen medizinischen Fachabteilung eine Untersuchung und Begutachtung durch einen Arzt der Anästhesie statt. Er prüft die Operationsfähigkeit, führt die Narkoseaufklärung durch und trifft gegebenenfalls weitere medizinische Anordnungen zur Vorbereitung der Operation.[90]

Die EP hat weitere Aufgaben in Form eines *Servicecenters*. Neben der Durchführung von Formalitäten, wie der Vorlage des Behandlungsvertrags, der Sicherung der Kostenübernahme, der Abrechnung der Zuzahlungen, der Anmeldung von Neugeborenen beim Standesamt oder der Abwicklung von Sterbefällen, ist die EP Ansprechpartner für spezielle Anliegen der Patienten, z. B. wahlärztliche Leistungen, Mietparkplätze, Übernachtungsmöglichkeiten für Angehörige, Faxversand sowie Terminierung von Fußpflege, Massage u. Ä. Auf diesem Wege können zusätzliche Umsätze für das Krankenhaus generiert werden.

Wesentlicher Vorteil der Koordination der Patienten durch die EP ist die Schaffung von reibungslosen Abläufen auf den jeweiligen Stationen. Dadurch, dass die fachärztliche Begutachtung inklusive der Behandlungsplanung und der Anordnungen für die Station bereits in der EP abgeschlossen wurden, kann das zuständige Pflegepersonal nach Ankunft des Patienten auf der Station sofort mit der patientenorientierten Arbeit beginnen. Hierzu zählen u. a. das Stellen der Medikamente, die Vorbereitung gegebenenfalls weiterer notwendiger Untersuchungen oder die Bestellung spezieller Kostformen. Das bisherige Warten auf einen Stationsarzt, der vor allem in operativen Abteilungen i. d. R. erst am Nachmittag nach Abschluss des OP-Programms eine Aufnahmeuntersuchung und Visite durchführen kann, entfällt. So wird bereits am Aufnahmetag (Warte-)Zeit eingespart. Durch die analog einer Arztpraxis organisierte Einbestellung in die EP kommen Patienten

---

90 Vgl. Rapp B: Praxiswissen, 2010, S. 108.

nicht mehr gleichzeitig, sondern gestaffelt auf die Stationen. Dies erleichtert die Erstbetreuung durch die Mitarbeiter der Pflege deutlich. Das bereits geschilderte »9-Uhr-Phänomen« entfällt.

Der dritte Baustein des Aufnahmezentrums ist die (interdisziplinäre) *Notaufnahme*. Diese organisatorische Einheit besteht in den Krankenhäusern i. d. R. bereits vorher. Es werden aber sämtliche Elektivpatienten, die bislang noch in den Räumen der Notaufnahme zwischen Notfallpatienten aufgenommen wurden, nun vom ZBM terminiert, in die EP umgeleitet. Dies vermeidet Wartezeiten für Elektivpatienten. Notfallpatienten werden untersucht, versorgt und – nach ärztlicher Entscheidung – in den Operationssaal, auf die Intensivstation oder auf die Normalstation verlegt.

Für das Integrierte Aufnahmekonzept wird die in der Literatur gängige Einteilung für Elektiv-, Notfallpatienten und dringende Patienten berücksichtigt.[91] Der Aufnahmezeitpunkt von Elektivpatienten richtet sich nach den Wünschen des Patienten und nach der Wartezeit der Abteilung. Der Patient kommt angemeldet zur Aufnahme in die Klinik. Ein dringender Patient muss binnen fünf Tagen nach der Diagnosestellung, die entweder im Rahmen der vorstationären Sprechstunde im Krankenhaus oder durch einen niedergelassenen Arzt erfolgt, stationär aufgenommen werden. Er kommt ebenfalls über das ZBM angemeldet zur Aufnahme in die Klinik. Der Notfallpatient kommt unangemeldet und muss, nach Erstversorgung in der Notaufnahme, sofort stationär aufgenommen und behandelt werden. Innerhalb der Regelarbeitszeit führt das ZBM in Abstimmung mit der NA und den Stationen die Bettenkoordination der Notfallpatienten durch.

Hinsichtlich der inhaltlichen Ausgestaltung können verschiedene *Eckparameter* des Integrierten Aufnahmekonzepts wie in ► **Tab. 2** dargestellt zusammengefasst werden:

Tab. 2: Eckparameter zum Integrierten Aufnahmekonzept

Eckparameter	Bereiche
Es besteht eine zentrale Organisationseinheit zur administrativen und ärztlichen Patientenaufnahme.	EP/NA
Die administrative Aufnahme für elektive und Notfallpatienten erfolgt in einem Arbeitsschritt mit der medizinischen Aufnahme.	EP/NA
Es erfolgt eine organisatorische Trennung zwischen Notfall- und elektivem Aufnahmeprozess	EP/NA
Es besteht ein zentrales fachübergreifendes Aufnahme- und Belegungsmanagement mit der Zielsetzung, die Auslastung der betriebenen Betten und des OP zu optimieren und den medizinischen Fachabteilungen die benötigten Bettenkapazitäten zur Verfügung zu stellen.	ZBM
Es bestehen Verfahrensanweisungen zur Festlegung der fachabteilungsbezogenen Regelungen für das Aufnahme- und Belegungsmanagement, die gemeinsam mit den Chefärzten erarbeitet werden und durch die Geschäftsführung frei gegeben werden.	ZBM/EP

---

91 Vgl. Rapp B: Praxiswissen, 2010, S. 103.

2.2.2 Implementierung

2.2.2.1 Planung der Umsetzung und Durchsetzung

Grundsätzlich kann bei der *Implementierung* neuer Strategien zwischen einer sachorientierten Umsetzung und einer verhaltensorientierten Durchsetzung unterschieden werden.[92] Oft bestehen zwischen Umsetzung und Durchsetzung zahlreiche Interdependenzen, daher lässt sich in der Praxis hier keine trennscharfe Aufteilung vornehmen.

Die Umsetzung und Durchsetzung des Integrierten Aufnahmekonzeptes sollten mit Hilfe eines *Projektmanagements* erfolgen. Hierunter wird die »Gesamtheit von Führungsaufgaben, -organisation, -techniken und -mitteln für die Initiierung, Definition, Planung, Steuerung und den Abschluss von Projekten«[93] verstanden. Die Steuerung des Projektmanagements sollte von der Krankenhausleitung übernommen werden, z. B., unterstützt durch die Abteilung Qualitätsmanagement.

Zu Beginn sollte von Seiten der Klinikleitung ein klarer Projektauftrag formuliert und frei gezeichnet werden, wie er beispielhaft für den Umzug in ein Interimsaufnahmezentrum als Teil der Neuorganisation des Patientenmanagements im Sinne des integrierten Aufnahmekonzepts in ► Tab. 3 dargestellt ist.

Tab. 3: Beispiel-Projektauftrag: Neuorganisation des Patientenmanagements

Projekttitel	Neuorganisation des Patientenmanagements
Projektleiter	Max Mustermann
Stellvertreter	Maria Mustermann
Auftraggeber	Karl Klinikleiter
Projektstart	01.01.2013
Projektende	30.06.2013
Ausgangszustand	Bevorstehender Umzug und dementsprechende Neuorganisation der Bereiche: Patientenaufnahme, Belegungsmanagement, Sprechstunden und Elektivaufnahmen der Fachabteilungen
Projektziele	• Bestmögliche Betreuung unserer Patienten im festgelegten Zeitrahmen zur Steigerung der Kundenzufriedenheit und somit der Mitarbeiterzufriedenheit • Schaffung von neuen, verbesserte Strukturen (Aufbau-/Ablauforganisation) durch eine räumliche und personelle Umgestaltung • Patientensteuerung während der zentralen strukturierten und koordinierten, administrativen und medizinischen Aufnahme getrennt nach Elektivpatienten und Notfallpatienten

---

92 Vgl. Kolks U: Strategieimplementierung, 1990, S. 79.
93 Vgl. Deutsches Institut für Normung e. V.: DIN 69901, 2009, Teil 5, o. S.

Tab. 3: Beispiel-Projektauftrag: Umzug Interimsaufnahmezentrum (Fortsetzung)

	• Zentrale Steuerung der Bettenbelegung • Vereinfachung des Aufnahmeprocedere und Wartezeiten-Verkürzung • Verweildauermanagement durch Koordination von Einbestellung, Diagnostik, Therapie und gleichzeitiger Entlassplanung • Senkung der Zahl der Fallzusammenführungen • Nutzung von versteckten Ressourcen, u. a. durch Timesharing • Abbau der Schnittstellenproblematik • Dauerhafte, statistischen Überwachung zur Steigerung der Qualität • Gewährleistung einer wirtschaftlichen und kundenfreundlichen Versorgung
Zu erarbeitende Ergebnisse	• Zentrale Ansprechpartner für Fragen zum Termin- und Aufnahmegeschehen • Zentrale Ansprechpartner zur Terminvergabe unter Berücksichtigung der Abrechnungsbestimmungen für die Stationen, Funktionsbereiche und den OP • Zentrale Terminierung der Patienten, somit gleichmäßige Auslastung der OP-Kapazitäten aller Bereiche und der Funktionsabteilungen • Zentrale Verwaltung der Befunde bis zur stationären Aufnahme
Grobprojektplan – Meilensteine	Datum/Zwischenziel siehe Projektplan
Betroffene	*Direkt:* MA der betroffenen Abteilungen (Patientenaufnahme, Belegungsmanagement, Sprechstunden der Fachabteilungen) Verantwortliche an der Elektivaufnahme beteiligte Personengruppen *Profit:* Patienten, Stationsteams (ÄD, Pflege), Funktionsbereiche, weitere siehe unter direkt *Kunden:* Patienten, Einweiser
Fördernde Faktoren	Schnellstmöglichste Umsetzung, zeitnahe Entscheidungen, kurze Entscheidungswege
Hemmende Faktoren	Derzeitige Situation und Haltung der beteiligten Berufsgruppen bezüglich des Belegungsmanagements, Einarbeitung neuer Mitarbeiter in der Patientenaufnahme
Personal-ressourcen	1,5 Tage pro Woche für Projektleitung 5 Std./Wo. Leitung aus Belegungsmanagement, Leitung Patientenaufnahme 3 Std./Wo.: PDL 1 Std./Wo.: GF (Jour fixe) Geplante weitere Beteiligte: Leitung Schreibdienst, Leitung Notaufnahme, benannte Ansprechpartner ÄD und Pflege
Sachressourcen	Ansprechpartner Pflege: Schnurlose Telefone Projektleitung: Laptop, Büroausstattung, schnurloses Telefon
Berichterstattung	Zwischenberichte an GF und Projektgruppenmitglieder Abschlussbericht an GF und Projektgruppenmitglieder
Antrag:	Projekt beantragt am:
Freigabe:	Projektauftrag freigegeben am:

Zur Planung und Koordination des Projekts wird vor Projektbeginn eine *Projektgruppe* gegründet. Wichtig hierbei sind eine klare Aufgabendefinition, eine Berücksichtigung unterschiedlicher (medizinischer) Qualifikationen bei den Mitgliedern sowie eine nach problemspezifischen Kriterien systematische Differenzierung der Rollen, Positionen, Macht- und Fachkompetenzen innerhalb der Gruppe.[94] Die Projektleitung wird vom Geschäftführer bzw. einem Vertreter der Krankenhausleitung übernommen, um auch nach außen die Wichtigkeit des Projekts für das Krankenhaus zu verdeutlichen. Darüber hinaus sollte der (zukünftige) Leiter des ZBM, ausgewählte Chefärzte als Vertreter des ärztlichen Dienstes, die Pflegedienstleitung, eine Mitarbeiterin des Qualitätsmanagements und die Leiterin der Patientenabrechnung Mitglieder der Projektgruppe sein. Zielsetzung bei der Zusammenstellung der Gruppe ist, die Kerntätigkeiten entlang des Aufnahme- und Behandlungsprozesses zu berücksichtigen.

Die Strukturierung des Projekts erfolgt anhand eines *Projektplan*s, der neben den einzelnen Projektschritten auch die integrierten Meilensteine umfasst. Im Projektmanagement wird ein Meilenstein als »Ereignis besonderer Bedeutung«[95] definiert, welches häufig Unter- bzw. Zwischenziele eines Projekts setzt. Diese Ziele sind an die Fertigstellung eines bedeutenden Projektergebnisses gebunden. Ein Meilenstein beschreibt das Eintreten eines bestimmten Zustands und ist demzufolge ein mit »Ja« oder »Nein« zu beantwortendes Kriterium. Entscheidende Voraussetzung für Meilensteine im Projektmanagement ist eine kontinuierliche und in kurzen Abständen durchgeführte Überprüfung von Projektstand und -fortschritt.[96] Für jeden Projektschritt werden ein Beginn und ein Ende festgelegt sowie Vorgängerprozessschritte aufgeführt. Hierbei handelt es sich um Aufgaben, die zunächst abgeschlossen sein müssen, bevor die jeweilige Aufgabe angefangen werden kann.

Ein wichtiges Instrument sind auch definierte Maßnahmenpläne, in denen die durchzuführenden Maßnahmen sowie Verantwortlichkeiten klar hinterlegt sein müssen. Beispielhaft soll dies an dem in ▶ **Tab. 4** dargestellten Maßnahmenplan verdeutlicht werden.

Mit Projektbeginn sollte die Auswahl geeigneter *Räumlichkeiten* für das Integrierte Aufnahmekonzept begonnen werden. In den meisten Einrichtungen wird man das Konzept zunächst in bestehenden Räumlichkeiten beginnen müssen. Idealerweise sollten für elektive Patientenaufnahme und das Belegungsmanagement die folgenden räumlichen Gegebenheiten vorhanden sein, die sich häufig erst nach Umbau realisieren lassen:

- Elektive Patientenaufnahme und Belegungsmanagement sollten in unmittelbarer Nähe zur Notaufnahme liegen.
- In der elektiven Patientenaufnahme sollten ausreichende Räumlichkeiten an Untersuchungsräumen vorgesehen werden, möglichst mehrere jeweils durch eine Tür verbundene Räume, damit eine optimaler Patientendurchsatz erreicht

---

94 Vgl. Jüngling C: Projektgruppen, 1995, S. 75.
95 Vgl. Deutsches Institut für Normung e. V.: DIN 69901, 2009, Teil 1, o. S.
96 Gabler Verlag: Meilenstein, 2010, o. S.

werden und sämtliche ambulanten und vorstationären Kontakte des Hauses an zentraler Stelle gebündelt werden können.

- Räume der elektiven Patientenaufnahme sollten, zumindest zum Teil, mit einer Patiententoilette und einer Umkleidemöglichkeit ausgestattet sein.
- Um die Abläufe optimal zu gestalten, bietet sich eine gemeinsame Empfangstresen-Struktur für Notaufnahme und Elektivaufnahme an (z. B. von zwei Seiten ansteuerbar).
- Für das Zentrale Belegungsmanagement sollte auch ein Back-Office-Bereich geplant werden, in dem die Mitarbeiter mit den jeweiligen Abteilungsverantwortlichen oder Patienten bzw. Angehörigen durchführen können.

Tab. 4: Beispiel-Maßnahmenplan der Projektgruppe »Integriertes Aufnahmekonzept«

Nr.	Maßnahme	Thema/Inhalte	Verantwortlich
1.	Geschäftsführung fordert Chefärzte zur schriftlichen Festlegung eines festen Ansprechpartners für das Aufnahmezentrum auf	Aufforderung zur schriftlichen Festlegung eines festen Ansprechpartners und Stellvertreters für das Aufnahmezentrum/ Patientenmanagement	GF
2.	Geschäftsführung fordert Pflegedirektion zur schriftlichen Festlegung eines festen Ansprechpartners für das Aufnahmezentrum auf	Aufforderung zur schriftlichen Festlegung eines festen Ansprechpartners und Stellvertreters für das Aufnahmezentrum/ Patientenmanagement je Station	PDL
3.	Erstellung einer Dienstanweisung: Regelung der Kompetenzen des zentralen Belegungsmanagements	Wesentliche Inhalte: • Jeder Patient hat vor der Aufnahme persönlichen/telefonischen Kontakt zum ZBM • Die medizinische Versorgung des Patienten und Zuordnung der Fachrichtung obliegt dem aufnehmenden Arzt • Die Bettenbelegung erfolgt ausschließlich durch das ZBM anhand der festgelegten Bettenverteilung • Das ZBM erhält Kompetenz, bei »Bettenengpass« Patienten auf einen freien Bettplatz zu legen, ohne Rückfrage in der betroffenen Fachrichtung • Nur das ZBM und die OP-Koordination erhalten Terminplanungs- und OP-Planungsrechte • Bei der Terminvergabe des Elektivtermins (Uhrzeit) wird der OP-Termin berücksichtigt • Terminverschiebungen werden ausschließlich durch das ZBM kommuniziert • Interne Verlegungen laufen nur über das ZBM • Grundsätzliche Koordination der Aufnahme von Wahlleistungspatienten über das ZBM	GF
4.	Erstellung einer Checkliste zur Aufnahme und Bettenbestellung	Erarbeitung Arbeitsanweisung »Aufnahme und Bettenbestellung bei Notfällen«	PG

Tab. 4: Beispiel-Maßnahmenplan der Projektgruppe »Integriertes Aufnahmekonzept« (Fortsetzung)

Nr.	Maßnahme	Thema/Inhalte	Verant-wortlich
5.	Erstellung eines Notfall-plans bei Bettenengpässen	Erarbeitung Arbeitsanweisung »Notfallplan Bettenengpass«	PG
6.	Informationsfluss Urlaubs-planung operierende Ärzte	Definition, wie Urlaubs-, Kongress- und sons-tige Abwesenheitsplanung der operierenden Ärzte dem ZBM bekannt gemacht werden kann	GF

Besondere Berücksichtung bei der Projektplanung sollten die möglichen *Akzeptanzbarrieren* finden, die bei der Durchsetzung des Konzepts auftreten können. Diese können zu unterschiedlichen Konflikten führen, die sich in drei Kategorien unterteilen lassen:

- Zu *Zielkonflikten* werden solche gezählt, die dazu führen, dass individuelle Ziele von Mitarbeitern mit der Strategie des Konzepts nicht übereinstimmen.
- Von *Verteilungskonflikten* spricht man, wenn es im Rahmen der Umsetzung zu unvermeidlichen Ressourcenumverteilungen kommt, die von den betroffenen Bereichen nicht mitgetragen werden.
- *Durchsetzungskonflikte* sind schließlich Folge von Einstellungsunterschieden oder Vorbehalten zwischen den betroffenen Abteilungen und den Entscheidenden, sie wirken auf der sozio-emotionalen Ebene.[97]

Konflikte treten umso wahrscheinlicher auf, je stärker die Umsetzung hierarchisch vorgegeben wird.[98] Da ein solches Projekt im Rahmen einer Krankenhausstrategie durch Vorgabe des Managements eingeführt wird und auch u. a. wirtschaftliche Ziele verfolgt werden sollen, sind vor Beginn der Implementierung bereits Akzeptanzbarrieren bei den involvierten Mitarbeitern aus dem Medizinbetrieb vorherzusehen.

Das *Projektcontrolling* sollte anhand einer detaillierten Soll-Ist-Überwachung der definierten Projektschritte im Projektplan. Hierfür kann bspw. das MS-Office-Programm Excel® eingesetzt werden. Über den Projektverlauf sollte regelmäßig in den Projektgruppensitzungen berichtet werden, im Rahmen der Durchsetzung auch eine transparente Darstellung des Projektverlaufes innerhalb der Klinik erfolgen.

Aufgrund der zahlreichen Interdependenzen kann ein Projektplan für die Implementierung des Integrierten Aufnahmekonzeptes keine explizite Unterscheidung zwischen Umsetzung und Durchsetzung vorsehen. Aus methodischen Gründen wird diese Aufteilung jedoch in den nachfolgenden Kapiteln vorgenommen.

---

97 Vgl. Kolks U: Strategieimplementierung, 1990, S. 120–121.
98 Vgl. Welge MK, Al-Laham A: Strategisches Management, 2005, S. 549.

2.2.2.2 Umsetzung

Meilensteine

Der erste Meilenstein im Rahmen der Umsetzung kann z. B. die *Festlegung von Bettenkontingenten* für die einzelnen medizinischen Fachabteilungen sein. Dies kann erst nach Durchführung einer umfangreichen Ist-Analyse erfolgen, unter Einbezug der Stationskonfiguration, also der Ist-Betten-Verteilung, der Gebäudearchitektur mit der vorgegebenen Lage der Stationen, der Fallzahlen der Fachabteilungen, getrennt nach Elektiv-, dringendem und Notfall-Patient, der häufigsten Fallgruppen und OP-Prozeduren, der Verweildauer und der präoperativen Verweildauer der operativen Fachabteilungen. Aus der Ist-Analyse können je Fachabteilung Kern- und fließende Bereiche definiert werden, die im weiteren Verlauf für das ZBM als verbindliche Steuerungsgrundlage dienen. Dieser wichtige Schritt ist Basis für die weitere Umsetzung des Integrierten Aufnahmekonzepts.

Einen zweiten Meilenstein kann die Fertigstellung von *Organisationshandbüchern* für jede einzelne Fachabteilung darstellen. Hierbei handelt es sich um fachabteilungsbezogene, klare Regelungen für Aufnahmeplanung und Belegungssteuerung. Hierin wird genau geregelt, wie die Planung der Patienten zu erfolgen hat. Zu den Mindestinhalten zählen die Vorgehensweise bei Terminvergabe, Stationszuweisung und Zimmerbelegung, die Aufgabenverteilung zwischen ZBM, Station, aufnehmendem Arzt und Stationsarzt, die notwendigen Abfragen bei den Patienten bezüglich bspw. Vorbefunden oder Medikation, Form und Umfang der notwendigen Einträge im Terminkalender sowie klare Regeln zur OP-Planung, zu OP-relevanten Medikamenten wie blutverdünnende Mittel und zur OP-Ressourcenverteilung unter Berücksichtigung der möglichen Operateure, Einbestelltage und -zeiten oder Aufnahmekapazitäten. Ein Beispiel findet sich in Anhang A. Die Organisationshandbücher werden in enger Abstimmung zwischen dem ZBM, dem Chefarzt der jeweiligen medizinischen Fachabteilung und den pflegerischen Leitungen der betroffenen Stationen erstellt. Im weiteren Verlauf des Projektes sollten abteilungsbezogene Anpassungen und Ergänzungen stattfinden. Eine Zusammenfassung über die wesentlichen Inhalte eines Organisationshandbuchs ist in ▶ **Tab. 5** dargestellt.

Für jede Abteilung muss auch festgelegt werden, wie viele Elektivpatienten pro Tag mit welcher Verteilung auf die Wochentage einbestellt werden können.

▶ **Tab. 6** gibt mit einer Beispielrechnung einen Überblick für eine Abteilung vor und nach der Einführung des Integrierten Aufnahmekonzepts. Die Glättung der elektiven Aufnahmen über alle Werktage verteilt, führt zu gleichmäßiger Stations- und Ressourcenauslastung.

Bei den Berechnungen sollten allerdings auch immer die Standardabweichung und saisonale Schwankungen (z. B. in der Unfallchirurgie) berücksichtigt werden. Zwingend ist auch, dass die Zahl der vorhandenen Betten, die Zahl der Aufnahmen pro Tag und die der Abteilung zugewiesenen OP-Kapazität aufeinander abgestimmt werden.

Tab. 5: Wesentliche Inhalte eines abteilungsspezifischen Organisationshandbuchs

Kategorie	Mögliche Inhalte
Voraussetzungen für Terminvergabe	• Welche Befunde müssen für Aufnahme vorliegen? • Müssen spezielle Medikamente vorher abgesagt werden? • Was ist die Routinevorbereitung? • Verteilung Elektiv-/Notfallpatienten? (z. B. pro Tag max. 4 Elektivpatienten) • Welche maximale Bettenauslastung? (z. B. 95 %) • Welche Notfallkapazitäten müssen im OP freigehalten werden? (z. B. Montags 3 Stunden)
Stationszuweisung und Belegung	• Auf welcher Station sollen Patienten mit vorliegender Diagnose schwerpunktmäßig versorgt werden? (z. B. gleichmäßige Verteilung auf die Stationen) • Wie viele Patienten mit gleicher Diagnose/OP-Indikation pro OP-Tag? (max. Aufnahmekapazität)
Terminvergabe	• Welche maximale Wartezeit bei vorliegender Diagnose? (z. B. 2 Wochen bis Aufnahme) • Gibt es bevorzugte Aufnahmetage? (z. B. Montag, Mittwoch) • Optimale Einbestellzeit? (morgens, nachmittags)
Weitere Terminierungsregeln	• Welche(r) Operateur(e) muss anwesend sein? • Vorgehen bei Wahlleistungspatienten? • Wo muss sich Patient am Aufnahmetag melden?
Form des Termineintrages	• Welche patientenbezogenen Informationen müssen dokumentiert werden? (z. B. Vor- oder Begleiterkrankungen)
Entlassplanung	• Sind für die Entlassung bereits frühzeitig Aspekte zu berücksichtigen? (z. B. Anschlussheilbehandlung wahrscheinlich)

Tab. 6: Beispielrechnung »Elektivaufnahmen« für eine Abteilung

Anzahl der externen Aufnahmen		
	Jährlich	Wöchentlich
Gesamt	2.652	51
davon Elektiv	1.300	25
Davon Notfälle	1.352	26

Wochentagsverteilung vor Einführung Integriertes Aufnahmekonzept								
Aufnahmen	Montag	Dienstag	Mittwoch	Donnerstag	Freitag	Samstag	Sonntag	Gesamt
Elektiv	10	6	6	3	0			25
Notfall	4	4	4	4	4	3	3	26
Gesamt	14	10	10	7	4	3	3	51

Tab. 6: Beispielrechnung »Elektivaufnahmen« für eine Abteilung (Fortsetzung)

Auf-nahmen	Montag	Dienstag	Mittwoch	Donnerstag	Freitag	Samstag	Sonntag	Gesamt
Wochentagsverteilung nach Einführung Integriertes Aufnahmekonzept								
Elektiv	5	5	5	5	5			25
Notfall	4	4	4	4	4	3	3	26
Gesamt	9	9	9	9	9	3	3	51

Personalbedarf

Aus der Umsetzung des Integrierten Aufnahmekonzepts entsteht auf der einen Seite zusätzlicher Personalbedarf durch Schaffung bzw. Erweiterung neuer Strukturen. Dem gegenüber stehen allerdings auch Personaleinsparungen.

Ein wichtiges Element ist die *Abschaffung der administrativen Patientenaufnahme*. Die Mitarbeiterinnen, häufig Verwaltungsangestellte, werden, – je nach Qualifikation – möglichst in der elektiven Patientenaufnahme eingesetzt und im Rahmen der Fluktuation durch Arzthelferinnen ersetzt. Dies bietet für das Krankenhaus einen weiteren ökonomischen Vorteil. Die mittlere Bruttolohn-Differenz zwischen Verwaltungsangestellten/in und Arzthelfern/in beträgt rund 2.000 Euro pro VK und Jahr.

Für das *Zentrale Belegungsmanagement* entsteht als Richtwert ein Personalbedarf von ca. einer Vollkraft pro 100 Krankenhausbetten, was auch ungefähr der Besetzung einer klassischen administrativen Patientenaufnahme entspricht.

Für die *elektive Patientenaufnahme* ist die Personalbedarfsermittlung komplexer. Zum einen werden im Rahmen der Umsetzung des Konzepts dezentrale Sprechstunden einzelner Abteilungen zentralisiert und das Personal entsprechend auch künftig in der elektiven Patientenaufnahme eingesetzt.

Bei der Personalbedarfsberechnung für die elektive Patientenaufnahme sollte eine klassische Arbeitsplatzmethode Anwendung finden, welche die Ist-Sprechstundenzeiten der einzelnen Abteilungen berücksichtigt. In der elektiven Patientenaufnahme finden zum einen die Termine für die stationäre Vorbereitung statt. Zusätzlich werden auch diverse »Sprechstunden« hier organisiert, z. B. Ermächtigungssprechstunden oder Privatsprechstunden. Auch beachtet werden sollte die Zahl der notwendigen Arzthelferinnen, die parallel tätig sein müssen, was je nach Abteilung und Art der Sprechstunde variieren kann. Eine Beispielberechnung für den Personalbedarf der stationären Vorbereitungstermine zeigt ▶ Tab. 7. Diese Berechnung muss analog für alle Abteilungen und alle Sprechstundenarten erfolgen. Hierbei sind gegebenenfalls vorhandene Synergien zu beachten.

Die Praxis hat gezeigt, dass die elektive Patientenaufnahme neben der Besetzung des Empfangstresens auch ein permanentes Back-Office benötigt, in dem vor allem die oben bereits genannten Service- und Unterstützungsdienste organisiert und koordiniert werden. Auch die Patienten, die vorstationär vorbereitet wurden, melden sich am Aufnahmetag noch einmal kurz in der elektiven Aufnahme, werden dort im System auf aktiv gesetzt und erhalten ihre Unterlagen. Für Tresen und Back-Office ergibt sich der in ▶ **Tab. 8** dargestellte Personalbedarf.

Tab. 7: Personalbedarf für stationäre Vorbereitungstermine

Fachabteilung		Stunden	WAZ*	VK pro Fach	Wochentag
Chirurgie					
07:30–14:00 Uhr	6,5 x 1 MA x 5 T.	32,5	**32,5**	**1,07**	Mo. – Fr.
Urologie					
07:30–16:00 Uhr	8,5 x 1 MA x 4 T	34	**60,5**	**1,99**	Mo. – Do.
07:30–14:00 Uhr	6,5 x 1 MA x 1 T	6,5			Fr.
08:00–12:00 Uhr	4 x 1 MA x 1 T	4			Mo. – Fr.
Kardiologie					
07:00–11:30 Uhr	4,5 x 1 MA x 1 T.	4,5	**26,5**	**0,87**	Mo.
07:00–12:30 Uhr	5,5 x 1 MA x 4 T.	22			Di./Fr.

*WAZ = inkl. der Vor- und Nachbereitung der Unterlagen, Räume und Materialien

Tab. 8: Personalbedarf administrativer Tresen und Back-Office

Fachabteilung		Stunden	WAZ	VK pro Fach	Wochentag
Admin.Tresen					
06:45–16:00 Uhr	9,25*1 MA*3 T	27,75			Mo. – Mi.
06:45–16:30 Uhr	9,75*1 MA*1 T	9,75			Do.
06:45–14:00 Uhr	7,25*1 MA*1 T	7,25			Fr.
Back-Office					
07:30–16:00 Uhr	8,5*1 MA*4 T	34			Mo. – Do.
07:30–13:00 Uhr	5,5*1 MA*1 T	5,5			Fr.
			84,25	2,8	

Darüber hinaus ist zu empfehlen, dass nach Umstellung auf die integrierte Aufnahme auch ein neues Konzept für die *Chefarztsekretariate* umgesetzt wird. Viele Tätigkeiten der Chefarztsekretärinnen entfallen mit der Umsetzung. Dies kann anhand von ▶ **Abb. 6** erläutert werden. Durch die Einführung von elektiver Patientenaufnahme und ZBM fallen zwischen 40 und 50 % der bisherigen Zeitkontingente des Chefarztsekretariats, wie z. B. Organisation von Sprechstunden,

Terminierung und Disposition von Patienten oder OP-Planung weg. Schwierig wird es allerdings, diese Aufgabenentlastung direkt mit Personaleinsparung umzusetzen, da die Problematik bei den Chefarztsekretariaten die Notwendigkeit einer ganztägigen Präsenz und notwendiger Erreichbarkeit mit sich bringt. Gelöst werden kann dies durch Pooling, d. h. mehrere Chefärzte werden durch eine Sekretärin betreut. Realistisch umsetzbar ist eine Betreuungsquote von 0,5 VK Sekretariat pro Chefarzt, mit Anpassungen nach unten oder oben bei besonders kleinen oder großen Abteilungen. Dies lässt sich allerdings auch nur dann umsetzen, wenn die jeweiligen Chefärzte ihre Büros in räumlicher Nähe haben.

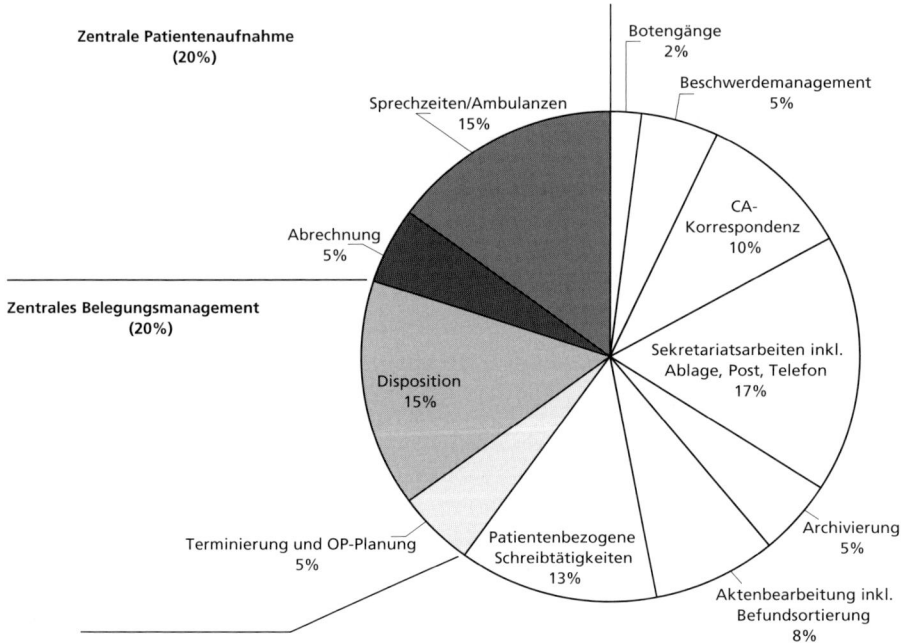

Abb. 6: Aufgabenverteilung Chefarztsekretariat

Effizienz

Kern der Effizienzbeurteilung des Integrierten Aufnahmekonzepts ist die Entwicklung der medizinischen Leistungserbringung im Rahmen der gewandelten Organisationsbedingungen, nicht die Veränderung des gesundheitlichen Ergebnisses des Patienten. Da sich organisatorischer und medizinischer Wandel zumeist parallel und zeitgleich vollzieht, ist eine solche Abgrenzung auf analytischer Ebene nur eingeschränkt möglich. Im Folgenden konzentriert sich die Effizienzbeurteilung daher auf die hierfür auch operativ sinnvollen Kennzahlen. Eine Auswahl über mögliche Kennzahlen ist in ▶ **Tab. 9** zusammengefasst. Schwerpunkt bilden hierbei kardinale Skalen, die eine objektive Wertskala mit festem Nullpunkt repräsentieren. Ordinale Kennzahlen, bei denen es sich um subjektiv definierte Skalen handelt, welche lediglich eine Rangordnung ausdrücken[99], sollten eher nur ergänzend Verwendung finden.

Tab. 9: Übersicht Kennzahlen Integriertes Aufnahmekonzept

Kennzahl	Beurteilungskriterium	Skala
Fallzahl	Effizienz	Kardinal
Verweildauer	Effizienz	Kardinal
Mittlere Katalogverweildauer	Effizienz	Kardinal
Präoperative Verweildauer	Effizienz	Kardinal
Anteil der Patienten, die am Aufnahmetag operiert werden	Effizienz	Kardinal
Anzahl Fälle pro Plan-VK im ärztlichen Dienst	Effizienz	Kardinal
Anzahl Fälle pro Ist-VK im Pflegedienst	Effizienz	Kardinal
Anzahl Fallzusammenführungen	Gesundheitszustandsverbesserung	Kardinal
Zufriedenheitsindex einweisende Ärzte/Patienten	Gesundheitszustandsverbesserung	Ordinal

Es folgt eine kurze Erläuterung der in ▶ **Tab. 9** vorgestellten Kennzahlen. Hierbei werden zunächst die Kennzahlen beurteilt, die einen Rückschluss auf die Effizienz zulassen, im weiteren Verlauf jene, mit denen sich die Gesundheitszustandsverbesserung beurteilen lässt.

Fallzahl
Die *Fallzahl* kann unter gleichzeitiger Berücksichtigung anderer Kennzahlen, wie z. B. Verweildauer, Vollkräfte im ärztlichen oder Pflegedienst, zur Beurteilung der Effizienz herangezogen werden.

Verweildauer/Mittlere Katalogverweildauer
Eine wichtige Kennzahl zur Beurteilung der Effizienz ist die *Verweildauer* der stationären Patienten. Hierfür ist die Zahl der Belegungstage maßgeblich. Als Belegungstag gelten der Aufnahmetag sowie jeder weitere Tag des Klinikaufenthalts ohne den Verlegungs- oder Entlassungstag aus dem Krankenhaus. Erfolgen Aufnahme und Entlassung des Patienten am gleichen Tag, gilt dieser Tag als Aufnahmetag.[100] Die Verweildauer eines einzelnen Patienten wird immer in ganzen Tagen gezählt. Der neue Tag beginnt jeweils um Mitternacht.

---

99 Bleymüller J, Gehlert G, Gülicher H: Statistik, 2004, S. 16.
100 Vgl. GKV-Spitzenverband/Verband der privaten Krankenversicherung/Deutsche Krankenhausgesellschaft: Fallpauschalenvereinbarung, 2012, § 1 Abs. 7.

Aufgrund ihres engen Bezugs zur *Fallschwere* ist eine alleinige Betrachtung der Verweildauer allerdings nicht voll aussagekräftig. Mit der Fallschwere steigt i. d. R. auch die Verweildauer. Gleichzeitig verringert eine niedrige durchschnittliche Fallschwere die Belegungstage, ebenso wie eine günstige Organisation der Leistungserbringung. Aus wirtschaftlicher Perspektive wird jedoch eine Steigerung der durchschnittlichen Fallschwere angestrebt. Im DRG-Katalog finden sich unterschiedliche Parameter, um die Schwere eines Falles auszudrücken. Dies ist zum einen das Relativgewicht, zum anderen die *mittlere Katalog-Verweildauer* (MVWD) der jeweiligen DRG. Im Relativgewicht sind zum Teil hohe Sachkostenanteile (wie z. B. Implantate, Herzschrittmacher) enthalten. Deshalb eignet sich die MVWD besser als Maß der Fallschwere aus medizinischer Sicht. Die MVWD wird im Rahmen der DRG-Kalkulation für jede einzelne DRG ermittelt und ist Bestandteil des DRG-Katalogs[101]. Vergleicht man nun den Durchschnitt der tatsächlichen Ist-VWD aller Krankenhausfälle eines Betrachtungszeitraums mit dem ihrer im DRG-Katalog hinterlegten MVWD, ist eine Beurteilung der Effizienz der Leistungserbringung möglich.

Der tatsächliche Effizienzgewinn durch Einführung des Integrierten Aufnahmekonzepts lässt sich durch einen Vergleich der Abweichungen zwischen VWD und MVWD vor und in darauf folgenden Jahren nach der Einführung berechnen.

Präoperative Verweildauer
Eine Effizienzkennzahl für die operativen Abteilungen ist die *präoperative Verweildauer*. Hierunter wird die Zeit zwischen stationärer Aufnahme und dem Start der Operation verstanden. Indikator für den OP-Zeitpunkt ist der in der OP-EDV-Dokumentation eingetragene Operationsschlüssel, der für die DRG-Ermittlung relevant ist. Die Eingabe dieses Schlüssels erfolgt i. d. R. direkt im Anschluss an die Operation durch den Operateur. Die präoperative VWD kann auch als stationäre Wartezeit des Patienten auf seine Operation interpretiert werden. Allerdings findet in diesem Zeitraum häufig auch die OP-Vorbereitung statt, zu der neben diagnostischen auch stabilisierende Maßnahmen zählen. Das Integrierte Aufnahmekonzept sieht vor, dass ein Großteil dieser Maßnahmen bereits im Rahmen der vorstationären Vorstellung in der elektiven Patientenaufnahme erfolgt und der Patient erst kurz vor seiner geplanten Operation stationär aufgenommen wird.

Anteil der am Aufnahmetag operierten Patienten
Ein besonderer Indikator für effiziente Prozesse ist die Analyse der *Zahl der Patienten, die am Aufnahmetag operiert werden*. Dies ist nur dann möglich, wenn die Vorbereitung in der elektiven Patientenaufnahme so optimal organisiert ist, dass direkt am Aufnahmetag die OP durchgeführt werden kann. Dies schließt den vorstationären Abschluss der Diagnostik sowie die gesamte chirurgische und anästhesiologische Aufklärung ein. Als Zielkorridor kann definiert werden, dass 75 % der zu operierenden Patienten am OP-Tag operiert werden, 95 % bis zum

---

101 Vgl. GKV-Spitzenverband/Verband der privaten Krankenversicherung/Deutsche Krankenhausgesellschaft: Fallpauschalenvereinbarung, 2012, Anlage 1, Hauptabteilungen, Spalte 6, o. S.

Tag danach. Viele Krankenhäuser erreichen ohne integriertes Aufnahmekonzept hier lediglich Werte deutlich unter 80 %.

Anzahl der Fälle pro Plan-VK im ärztlichen Dienst
Zur Effizienzbeurteilung werden als Kennzahl auch die betreuten *Fälle pro Plan-VK im ärztlichen Dienst* berechnet. Aufgrund der deutschlandweit überdurchschnittlichen Fluktuationsrate von Medizinern und einem bedarfsgesteuerten, zum Teil nur stundenweisen Einsatz von Honorarkräften kann aus technischen Gründen häufig nicht auf die tatsächliche Ist-Besetzung, sondern z. B. auf den Stellenplan des ärztlichen Dienstes zurückgegriffen werden. Da der Stellenplan i. d. R. jährlich zwischen Klinikleitung und Chefärzten besprochen und gegebenenfalls neu ausgehandelt wird, eignet er sich als Vergleichsparameter für die Effizienz, wenn man die jeweiligen Plan-VK in das Verhältnis zu den behandelten Ist-Fällen setzt. So lässt sich eine für die Effizienzbeurteilung wichtige Input- (vorgesehene Ärzte) zu Outputbeziehung (behandelte Fälle) herstellen.

Der Patientenumschlag spielt im ärztlichen Bereich eine besondere Rolle. Der Verfasser konnte zeigen, dass im Rahmen der Aufnahme des Patienten ein *ärztlicher Aufwand* von ca. 30 Minuten, u. a. für Patientenanamnese, Untersuchung, Medikamentenumstellung und Anordnungen, bei Entlassung sogar in Höhe von 50 Minuten, z. B. für Abschlussgespräch, Untersuchung und Entlassungsbericht, entsteht.[102] Dies bedeutet, dass pro aufgenommenen Patienten 80 Minuten ärztlicher Zeit gebunden werden. Bei einer Fallzahlveränderung in einer Abteilung von bspw. 39 Fällen entspricht dies einem jährlichen Aufwand pro Arzt-VK von 3.120 Minuten. Dies ist bei ca. 220 Arbeitstagen je VK ein täglicher Mehraufwand in Höhe von rund 14,2 Minuten. Bei gleichbleibendem Stellenplan kann diese Zeit als Effizienzgewinn bewertet werden. Dies kann über alle Abteilungen addiert und in VK-Äquivalente umgerechnet werde.

$$\frac{\text{Anzahl der Mehrfälle x 80 Minuten x Anzahl Plan-VK Ärzte}}{220 \text{ Arbeitstage x 8 Stunden x 60 Minuten}} \approx \text{VK-Äquivalente}$$

Anzahl der Fälle pro Ist-VK im Pflegedienst
Für den Bereich des Pflegedienstes kann eine analoge Auswertung erstellt werden. Anders als bei den Ärzten kann hier jedoch keine abteilungsbezogene Auswertung vorgenommen werden, da im Aufnahmekonzept eine abteilungsübergreifende Stationsbelegung vorgesehen ist. Somit ist eine eindeutige Zuordnung einer Pflegekraft zu einer Abteilung nicht mehr durchgehend möglich. Da innerhalb der Pflege auch Ausfälle besser als im ärztlichen Bereich durch kurzfristige Umsetzungen realisiert werden können und in der Regel deutlich weniger Honorarkräfte als im ärztlichen Dienst im Einsatz sind, wird im *Pflegedienst* die Kennzahl *Fälle pro Ist-VK im Jahresdurchschnitt* genutzt.

Besondere Effizienzgewinne in der Pflege entstehen dann, wenn aufgrund der Verweildauerreduktion und durch die Steuerung des ZBM Stationen (zeitweise) geschlossen werden können.

---

102 Vgl. Rapp B: Klinikärzte, 2004, S. 326.

Es stellt sich auch die Frage, wie sich die Einführung des Konzeptes auf die *Gesundheitszustandsverbesserung* des Patienten auswirkt. Kennzahlen zur Beurteilung der durchschnittlichen Gesundheitszustandsverbesserung sind sehr schwierig zu definieren. Dies liegt im Wesentlichen daran, dass eine skalierbare Beurteilung des Behandlungserfolgs am Ende des Krankenhausaufenthalts nicht durchgeführt wird. Für jeden Patienten wird bei seiner Entlassung ein Arztbrief erstellt, der die Diagnosen, die durchgeführte Behandlung und eine Gesamtbeurteilung enthält. Diese Beurteilung liegt allerdings nicht operationalisiert vor, so dass eine Auswertung nur mit erheblichem Aufwand möglich wäre und wirtschaftlich nicht sinnvoll erscheint.

Anzahl der Fallzusammenführungen
Aus oben beschriebenem Grund kann hilfsweise auf indirekte Kennzahlen zurückgegriffen, aus denen man eine gegebenenfalls vorliegende Veränderung der Gesundheitszustandsverbesserung nach Einführung des Konzeptes ableiten kann. Ein Risiko für den Behandlungserfolg stellt vor allem die verkürzte Verweildauer der stationären Patienten dar. Fraglich ist, ob die Entlassungen trotz Verkürzung des Gesamtbehandlungsprozesses aus medizinischer Betrachtung ausreichend spät erfolgt sind oder ob die Patienten zu früh, d. h. vor dem eigentlichen Ende der stationären Behandlungsbedürftigkeit, nach Hause gelassen wurden. Eine solche Vorgehensweise wird auch als »blutige Entlassung« bezeichnet.[103] Eine Kennzahl zur Einschätzung dieses Sachverhaltes ist die *Zahl der Fallzusammenführungen*. Diese könnten bei einem Anstieg vermuten lassen, dass Patienten zu früh entlassen wurden und zu einer Fortführung der Behandlung zurückkommen mussten.

Zufriedenheitsindex einweisende Ärzte/Patienten
Ein weiterer wichtiger Indikator für das Eintreten einer Gesundheitszustandsverbesserung ist auch die Beurteilung von Dritten. Hierzu können regelmäßig durchgeführte Patienten- und Einweiserbefragungen einen wichtigen Beitrag leisten. Hierbei bilden Fragen nach der Qualität der Diagnostik oder dem Empfinden über den Aufnahmeprozess (»Wie haben Sie den Aufnahmeprozess erlebt?« oder »Meine durchschnittliche Wartezeit bei der Aufnahme betrug …«) wichtige Qualitätsparameter, vor allem, wenn Sie im Zeitverlauf beobachtet werden.

2.2.2.3 Durchsetzung

Meilensteine

Ein wesentlicher Meilenstein im Rahmen der Durchsetzung eines Integrierten Aufnahmekonzepts ist die Durchführung eines (ganztägigen) *Workshops* mit den Chefärzten aller von der Umsetzung betroffenen Abteilungen. Im Rahmen dieses Treffens sollte das Konzept umfassend vorgestellt, aufgetretene Fragen und Bedenken diskutiert werden. Wichtiges Element bei dieser Veranstaltung ist die Dar-

---

103 Vgl. Flintrop J: Auswirkungen, 2006, S. 3083.

stellung der wirtschaftlichen Situation der Klinik und die ökonomischen Erwartungen an das Integrierte Aufnahmekonzept. Am Ende des Tages, der von einer externen Moderation begleitet werden kann, sollten sich alle Chefärzte (möglichst durch Unterschrift) bereit erklären, bei der Einführung des Konzepts mitzuwirken.

Besonders wichtig für die Durchsetzung ist auch die Definition einer *Pilotabteilung*. Hier können die neuen Strukturen ausprobiert werden. Der Chefarzt der Pilotabteilung sollte in das Projektteam aufgenommen werden und kann so direkt zu Beginn des Projekts wichtige Verbesserungsvorschläge einbringen. Hierbei findet das Konzept der Kombination von *Macht- und Fachpromotor* Einsatz.[104] Dieses Vorgehen bietet die Möglichkeit zur Vermeidung oder Beseitigung von Konflikten. Im Fall des ZBM erfolgt die Verknüpfung des Chefarztes der Pilotabteilung als Machtpromotor, der sich auf eine hierarchische Position und einen formalen Einfluss stützen kann, mit dem Leiter des ZBM als Fachpromotor, der das strategiespezifische Fachwissen aufweist. In Zusammenarbeit kann diese Kombination eine fördernde Wirkung auf die Durchsetzung haben.[105]

Barrieren und Erfolge

Bei der Durchsetzung des Integrierten Aufnahmekonzepts ist zu erwarten, dass es – vor allem zu Beginn – zu Akzeptanzbarrieren kommt. Es treten hierbei sowohl Ziel-, Verteilungs- als auch Durchsetzungskonflikte auf (▶ **Kap. 2.2.2.1**). Vor allem die *Chefärzte* sehen mit dem Konzept häufig die Eigenständigkeit ihrer Abteilungen gefährdet. So ist die Umstellung für einen leitenden Mediziner zunächst schwierig, da er nicht mehr selbst den Termin für seine Patienten vergibt oder sicherstellt, dass der Patient ein Bett erhält. Die eigenen Interessen werden als deutlich beeinträchtigt angesehen. Insbesondere die mit dem Konzept einhergehende Bettenreduktion bzw. Neuverteilung und Aufteilung in Kern- und fließende Bereiche wird im Einzelfall als Bedeutungsverlust der jeweiligen medizinischen Fachabteilung aufgefasst. Die Qualität der Terminierung und Bettenbelegung durch das ZBM wird zunächst angezweifelt. Eine oft geäußerte Meinung ist zudem, dass ohne ärztliche Kompetenz die Belegungsplanung bei komplexen Patienten, schwierigen Eingriffen oder Notfällen nur schwer möglich sei. Das Konzept führe eine industrielle Patientenabfertigung ein. Auch fehlt nach Ansicht der Chefärzte die Zeit, die Mitarbeiter der neuen Strukturen in der Planung und Versorgung der Patienten zu schulen oder vermutlich häufige Rückfragen zu beantworten. Die Chefarztsekretärinnen haben nach Angabe der Chefärzte viele Jahre benötigt, um dieses Wissen aufzubauen. Von manchen Chefärzten wird die Notwendigkeit, Vorteilhaftigkeit und Wirtschaftlichkeit des Integrierten Aufnahmekonzeptes nicht gesehen oder zumindest in Frage gestellt, zumal auch neue Personalressourcen geschaffen werden müssten. Sie halten angestrebte Effizienzsteigerungen für nicht möglich. Darüber hinaus besteht die Befürchtung, dass durch die Zentralisierung direkte und patientenbezogene Gespräche zwischen den niedergelassenen, einwei-

---

104 Vgl. Witte E: Innovationsentscheidungen, 1973, S. 18–19.
105 Vgl. Witte E: Innovationsentscheidungen, 1973, S. 35.

senden Medizinern und den Chefärzten nicht mehr oder nur noch eingeschränkt möglich sind. Problematisch wird auch gesehen, dass für die elektive Patientenaufnahme Fachärzte in Zeiten abzustellen seien, in denen Funktionsdiagnostik oder Operationen stattfinden. Die häufig identifizierbaren Akzeptanzbarrieren der Chefärzte sind, zugeordnet zur jeweiligen Konfliktkategorie, in ▶ **Tab. 10** zusammengefasst.

Tab. 10: Übersicht Ziel-, Verteilungs- und Durchsetzungskonflikte der Chefärzte

Kategorie	Akzeptanzbarrieren
Ziel-konflikte	• Beeinträchtigung eigener Interessen (Machtverlust, geringerer Einfluss) • Befürchtung einer Verringerung der Kompetenzen und Aufgaben des eigenen Sekretariats • Definition der eigenen Abteilung als Ausnahme, in der das Konzept nicht umsetzbar ist (z. B. wegen hohem Notfallanteil, speziellem Patientengut) • Veränderung von Bedeutung und Größe der eigenen medizinischen Fachabteilung • Verlust der Flexibilität, selbst planen zu können • Verlust der individualisierten Patientenaufnahme
Vertei-lungs-konflikte	• Sorge, dass nicht genügend Betten zur Belegung zur Verfügung stehen • Sorge, dass nicht ausreichend OP-Kapazitäten zur Verfügung stehen • Zweifel, ob Ärzte wegen Aufgabenüberschneidung während der EP-Öffnungszeiten abgestellt werden können
Durch-setzungs-konflikte	• Mangelnde Einsicht über Notwendigkeit und Vorteilhaftigkeit des Konzepts • Fehlende Überzeugung der Planbarkeit gewisser Patientengruppen, z. B. von Notfallpatienten • Fehlender Glaube an fachliche und organisatorische Kompetenzen der EP und des ZBM • Befürchtung der Einschränkung der Kommunikation zu niedergelassenen Ärzten im Rahmen der Besprechung medizinischer Fragestellungen • Anzweifeln der Wirtschaftlichkeit des Konzepts, da neue Personalressourcen aufgebaut werden • Überzeugung, dass weitere Effizienzsteigerungen nicht möglich sind • Befürchtung zusätzlicher zeitlicher Belastungen durch Erklärungsaufwand für Mitarbeiter der neuen Strukturen

Auch bei den *pflegerischen Stationsleitungen* finden sich zu Beginn Akzeptanzbarrieren, die ebenfalls alle drei Konfliktkategorien betreffen. Oft wird hinterfragt, inwiefern eine zentrale Struktur die Betten auf einer Station überhaupt planen und belegen kann. Die Stationen sind der Ansicht, dies in der Vergangenheit immer gut selbst erledigt zu haben. Es wird die Sorge geäußert, dass die Verteilung der Patienten nicht gerecht erfolgen oder die Station überbelegt werden könnte. Eine weitere Befürchtung ist die Schaffung einer neuen Kommunikationsschnittstelle, mit der Abstimmungen durchzuführen sind. Insbesondere besteht die Angst, in Konflikte zu geraten, die zwischen den Ärzten, die arbeitsintensive Entlassungen beklagen, und dem ZBM, das stets auf der Suche nach freien Betten ist, entstehen.

Die Entlassungsentscheidung darf ausschließlich vom Arzt getroffen werden, das ZBM erwartet jedoch von der Pflege eine Aussage über die zu entlassenden Patienten. Eine weitere Frage besteht darin, wie Patienten auf die zentrale Steuerung reagieren werden, die zum Teil als unpersönlich empfunden werden kann. Auch wird teilweise angezweifelt, inwieweit bei den Mitarbeitern der Pflege die Fähigkeiten und das Wissen vorhanden seien, kompetent und ausreichend mit dem ZBM und der EP zusammenarbeiten zu können. Darüber hinaus entsteht die Angst, perspektivisch den Arbeitsplatz zu verlieren, zum einen, da es durch die Hebung von Effizienzpotenzialen zu möglichen Stationsschließungen kommen könnte, zum anderen, weil der Aufbau zentraler Personalressourcen dezentrale Einsparungen auf den Stationen wahrscheinlich machte. ▶ Tab. 11 gibt einen Überblick über die häufig identifizierbaren Akzeptanzbarrieren der Stationsleitungen mit einer Zuordnung zur jeweiligen Konfliktkategorie.

Tab. 11: Übersicht Ziel-, Verteilungs- und Durchsetzungskonflikte der Stationsleitungen

Kategorie	Akzeptanzbarrieren
Zielkonflikte	• Angst um den eigenen Arbeitsplatz • Anzweifeln des eigenen Wissens, der eigenen Fähigkeiten zur Zusammenarbeit mit dem Integrierten Aufnahmezentrum
Verteilungskonflikt	• Angst vor Überbelegung der Station und nicht gerechter Verteilung der stationären Patienten
Durchsetzungs-konflikte	• Fehlender Glaube an die fachliche und organisatorische Kompetenzen der elektiven Patientenaufnahme und des ZBM • Mangelnde Akzeptanz einer neuen Kommunikationsschnittstelle • Angst vor kommunikativen Herausforderungen im Rahmen der Vermittlung zwischen Ärzten und ZBM • Sorge um die Patientenzufriedenheit

Neben den im Projektplan vorgesehenen Elementen zur Durchsetzung sollten weitere *flankierende Maßnahmen* parallel zur Implementierung durchgeführt werden, um den Akzeptanzbarrieren zu begegnen. Sie orientierten sich an den vier zentralen Ansatzpunkten, die generell dazu beitragen können, Akzeptanzprobleme zu verringern: Kommunikation, Qualität, Schulung und Motivation.[106] Zunächst sollte das Konzept umfassend innerhalb des Unternehmens kommuniziert werden. Hierzu sollte sowohl die mündliche Vorstellung in wichtigen Gremien als auch die schriftliche Berichterstattung in unternehmensinternen Kommunikationsmedien, wie Mitarbeiter-Newsletter, Intranet oder Mitarbeiterzeitung zählen. Durch Kooperation mit Kliniken, in denen das Konzept bereits vollständig implementiert wurde sowie Hospitationen der Mitarbeiter des ZBM in den medizinischen Abteilungen können Schulungselemente umgesetzt und eine Qualitätsverbesserung

---

106 Vgl. Bruhn M: Kundenorientierung, 2002, S. 117–118.

erreicht werden. Motivation kann fortlaufend durch die Vorstellung des Projektverlaufs in der Chefarztkonferenz und in der Stationsleitungskonferenz erfolgen. Bei Chefärzten und anderen Abteilungsleitern kann die Konzeptbegleitung in jährliche Zielvereinbarungen integriert werden. ▶ **Tab. 12** stellt die flankierenden Maßnahmen zur Verringerung der Akzeptanzbarrieren dar.

Tab. 12: Mögliche Maßnahmen zur Verringerung von Akzeptanzbarrieren

Ansatzpunkt	Durchzuführende Maßnahme
Kommunikation	• Vorstellung des Konzepts in Führungskräftesitzung, Chefarztkonferenz, Stationsleitungskonferenz, Abteilungsleitersitzung • Vorstellung des Konzepts in Mitarbeiter-Newsletter, Mitarbeiterzeitschrift, Patientenzeitschrift • Anschreiben an niedergelassene Haupteinweiser, u. a. mit den Kontaktdaten des ZBM
Qualität	• Schriftliche Definition und regelmäßige Aktualisierung von Verfahrensanweisungen für das Qualitätsmanagement • Durchführung regelmäßiger interner und ggf. externer Audits • Begleitung der Mitarbeiter im ZBM und in der EP durch externe Projektexperten
Schulung	• Regelmäßige Hospitation der Mitarbeiter des ZBM in den beteiligten Fachabteilungen • Schulungsmaßnahmen für Mitarbeiter des ZBM durch externe Experten
Motivation	• Integration der Zusammenarbeit mit dem ZBM und der EP in Zielvereinbarungen der Chefärzte • Regelmäßige Besprechung des aktuellen Projektstandes und Diskussion von Verbesserungspotenzialen in der Chefarztkonferenz und in der Stationsleiterkonferenz • Aufzeigen von baulichen Perspektiven zur Unterstützung des Konzepts und der Verbesserung des Gebäudebestands

Durch die im Rahmen der Projektplanung vorgesehenen Meilensteine der Durchsetzung und die flankierenden Maßnahmen zur Reduktion von Barrieren und Konflikten sollte es gelingen, während der Implementierung eine hohe Akzeptanz der neuen Strukturen zu erreichen. Der grundsätzliche Sinn von ZBM und EP wird nach der erfolgreichen Einführung i. d. R. nicht mehr in Frage gestellt. Vielmehr versuchen die Bereiche mit konstruktiven Verbesserungsvorschlägen weitere Prozessoptimierungen zu erreichen.

2.3 Organisation der Notaufnahme

2.3.1 Ablaufstörungen und Behandlungsgrundsätze

Auf die vielfältigen Probleme im Aufnahme- und Belegungsmanagement wurde bereits umfassend eingegangen. Die Notaufnahme stellt einen weiteren Bereich dar, in dem häufig Ablaufstörungen zu finden sind, die sich in folgende Kategorien einteilen lassen:

- Patientenservice
  - Wartezeit, Intransparenz der Abläufe
  - Kommunikationsdefizite (Freundlichkeit, »Sprachbarrieren«, Verständnis für Patientenwünsche)
  - Keine exakte Auskunft über »Behandlungs-Fahrplan«
- Einweiser-/Nachbehandler-Service
  - Dokumentation nicht lesbar
  - Dokumentation inhaltlich/medizinisch unzureichend
  - Behandlungsempfehlungen unzureichend
- »Schnittstellen«-Probleme
  - Patientenakquise nicht zielgerichtet, z. B. keine klare Patientenlenkung von potenziellen stationären oder ambulanten Diagnosen
  - Aufnahmedokumentation/Befundung unzureichend und lückenhaft, Nachbefundung oft notwendig, Befunde stehen nur in Papierform zur Verfügung
  - Entscheidungsfindung und Indikationsstellung unsicher oder verzögert
  - Patientenvorbereitung für weitere Therapie oft unvollständig
- Probleme im klinischen Ablauf
  - »Stillstand« bei der Behandlung eines Patienten wegen Kompetenz-Defiziten, Warten auf Entscheidungen von Fachärzten
  - Raumkapazitäten erschöpft – ggf. zu wenig Überwachungsplätze
  - Arbeitsweise der Dienstärzte uneinheitlich, keine Behandlungsstandards
  - Übernahme von Leistungen für den stationären Bereich (z. B. Punktionen, Infiltrationen, EKG-Anlage, Überwachung, Ultraschall-Untersuchungen u. a.), dadurch die Notfallabläufe gestört
  - »Service-Fahrten« von Patienten durch Mitarbeiter der Notaufnahme (z. B. Röntgen, Verlegung auf Intensivstation), zeitaufwändige Botengänge (z. B. Labor)

Es ist zu empfehlen, dass für den Bereich der Notaufnahme abteilungsübergreifende Behandlungsgrundsätze definiert werden, die z. B. wie folgt aussehen können:

- Die Notaufnahme ist häufig der erste Kontakt eines Patienten mit dem Krankenhaus. Es ist oberstes Ziel, dem Patienten in medizinischer Hinsicht gerecht zu werden – aber gleichzeitig durch die Art der Kommunikation, die Professionalität der Abläufe, das architektonische Umfeld und durch menschliche Zuwendung ein Höchstmaß an positiver Atmosphäre, in einer für ihn bereits sehr belastenden Situation zu vermitteln.

- Durch die eindeutige Beschilderung der Notaufnahme (und falls vorhanden: Elektivaufnahme) und die daraus resultierenden kurze Wege wird der Patient gleich zu Beginn seines Aufenthalts im Krankenhaus gut geleitet.
- Der Umgang mit Patienten in emotional belastenden Situationen erfordert vom Personal ein hohes Maß an Professionalität. Das bedeutet, dass jeder Patient unabhängig von der aktuellen Situation mit der gleichen Freundlichkeit behandelt wird. Persönliche emotionale Rückkoppelungen sind unbedingt zu vermeiden.
- Es wird *nie* ein Patient oder dessen Angehöriger, der sich an die Notaufnahme wendet, abgewiesen oder ohne weitere ärztliche Sichtung auf andere Sprechstunden umgelenkt. Auch wenn bei erster Betrachtung nicht das Bild einer notfallmäßigen Behandlungsbedürftigkeit besteht, wird der Patient angenommen, anamnestiziert, untersucht und ihm werden Behandlungsempfehlungen mitgegeben. Ausnahmen sind Patienten, die ggf. an eine am oder im Haus etablierte KV-Bereitschaftspraxis vermittelt werden können und mit dieser entsprechende Pfade schriftlich vereinbart sind.

Um die genannten Ablaufstörungen zu vermeiden und die Behandlungsgrundsätze einhalten zu können, sind organisatorische Vorkehrungen zu treffen, die sich in Ergänzung zu ▶ Tab. 2 um die in ▶ Tab. 13 zusammengefassten Eckparameter ergänzen lassen. Diese werden in den nachfolgenden Kapiteln weiter detailliert und erläutert.

Tab. 13: Eckparameter für eine erfolgreiche Notaufnahme-Organisation

Eckparameter	Bereich
Die Notaufnahme ist interdisziplinär organisiert.	NA
Für jeden Patienten der Notaufnahme wird eine medizinische Triagierung durchgeführt.	NA
Das Krankenhaus verfügt über keine Aufnahmestation. Kurzfristige Überwachungen bis zur Diagnosestellung von bis zu 6 Stunden sollten aber in der Notaufnahme möglich sein.	NA
Der ärztliche Dienst wird durch nicht-ärztliches Personal in ausreichendem Maße unterstützt.	NA
Die fachärztliche (Back-up-)Betreuung der Notaufnahme ist abteilungsbezogen klar und verbindlich geregelt.	NA

2.3.2 Interdisziplinäre Notaufnahme

Die Notaufnahmen in Deutschland sind heute völlig unterschiedlich organisiert. Zum Teil finden sich einzelne (Fach-)Ambulanzen getrennt voneinander tätig. Dies wird der eher symptombezogenen Vorstellung von Notfallpatienten in keiner Weise gerecht. Vor allem bei Patienten, bei denen mehr als ein Organsystem betroffen ist (z. B. Polytraumata), besteht die Gefahr, dass Zuständigkeitsprobleme und

Versorgungsdefizite entstehen. Häufig »[...] können weder Patient noch Rettungsdienst noch Hausarzt in der Anfangsphase vieler Notfälle mit Sicherheit festlegen, welchem Fachgebiet ein Patient später zuzuordnen sein wird. Manchmal beginnt dann ein unwürdiger, zeitraubender und teurer ›Tourismus‹ der Notfallpatienten durch mehrere Fachabteilungen eines Krankenhauses.«[107]

Diese Sachverhalte sprechen für die Etablierung einer interdisziplinären Notaufnahme. »Kennzeichnend [...] ist, dass sie – rund um die Uhr – die einzige Anlaufstelle eines Krankenhauses für alle medizinischen Notfälle ist. Als eigenständige Abteilung steht sie auf gleicher Ebene wie die anderen Fachabteilungen. Sie wird von einem qualifizierten Notfallmediziner geleitet und ist in der Regel unmittelbar dem Direktorium der Klinik unterstellt. Ihre Unabhängigkeit ist von existenzieller Bedeutung für die Akzeptanz durch die anderen Bereiche. Die Notaufnahme ist nicht einem Fachgebiet verpflichtet, sondern allen.«[108]

Ein wichtiger Vorteil der interdisziplinären Notaufnahme liegt in der statistischen Glättung der Einweisungsgründe, da durch eine fachübergreifende Versorgung zum einen leichter Behandlungspfade definiert und zum anderen die Entscheidungswege in der Aufnahmesituation deutlich verkürzt werden können. Auch eine dynamische, an Belastungsspitzen angepasste Personal-, Raum- und Technikeinsatzplanung wird durch den interdisziplinären Ansatz erleichtert.[109]

»Ein weiterer wesentlicher Vorteil [...] interdisziplinärer Notaufnahmen besteht darin, dass der Anteil der Patienten, die auf einer für sie nicht optimal geeigneten Fachabteilung aufgenommen werden, erheblich gesenkt werden kann.« Bei solchen Patienten besteht eine unnötig lange Verweildauer, da eine Verlegung meist erst mit erheblicher Verzögerung realisiert wird. Dies ist sowohl für die beteiligten Personen als auch aus wirtschaftlichen Erwägungen heraus nicht optimal »Durch eine Abklärung in der interdisziplinären Notaufnahme und die anschließende Verlegung in die für die Behandlung des Patienten am besten geeignete Fachabteilung lassen sich gleichzeitig der Behandlungsablauf, die Zufriedenheit der Patienten und Ärzte und die Wirtschaftlichkeit verbessern.«[110]

2.3.3 Medizinische Triagierung

Für die Einschätzung einer verlässlichen Priorisierung von Notfallpatienten bietet sich das sog. Manchester-Triage-System (MTS)[111] an. Hierbei handelt es sich um ein im anglo-amerikanischen Raum entwickeltes standardisiertes Verfahren zur

---

107 Fleischmann B, Walter B: Notaufnahme, 2007, A-3164.
108 Ebenda.
109 Vgl. Salfeld R, Hehner S, Wichels R: Krankenhausmanagement, 2009, S. 92.
110 Fleischmann B, Walter B: Notaufnahme, 2007, A-3164.
111 Die Rechte an der deutschen Übersetzung und Ausgabe des Buches »Ersteinschätzung in der Notaufnahme. Das Manchester Triage System« liegen beim Verlag Hans Huber, Fragen zu Nachdrucken aus dem Buch sind an diesen zu richten. Die Rechte zur Verwendung der Inhalte des Buches »Emergency Triage« und der kommerziellen Verwendung des Systems in jeder Form (außer der Anwendung des Systems) bedürfen der Lizenzierung durch den Verlag John Wiley & Sons Ltd.

Ersteinschätzung in der Notaufnahme. Darunter wird die erste Eingruppierung eintreffender Patienten verstanden, bei der möglichst schnell, aber dennoch sicher und nachvollziehbar Behandlungsprioritäten festgelegt werden.

Das MTS ist nicht zu verwechseln mit dem im Deutschen auch gebräuchlichen Wort Triage, mit der die Versorgungspriorisierung im Katastrophenfall und außerklinischen Situationen bezeichnet wird. Es handelt sich vielmehr um eine »Ersteinschätzung« von Patienten in der Krankenhausnotaufnahme.

Nach dem Eintreffen in der Notaufnahme und Erstaufnahme des Patienten führt eine zuständige und speziell geschulte Pflegekraft die MTS durch. Die Eingruppierung erfolgt optimalerweise anhand eines Formulars zur MTS im Computer. Anschließend informiert die Pflegekraft den zuständigen Arzt und den Patienten über das Ergebnis der Triagierung.

Das MTS geht hierbei von Leitsymptomen und -parametern wie »Lebensgefahr«, »Schmerzen«, »Blutverlust«, »Bewusstsein«, »Temperatur« und »Krankheitsdauer« aus. Innerhalb kurzer Zeit werden diese Indikatoren eingeschätzt und entsprechend dieser Einschätzung der Patient in eine von fünf Gruppen eingeordnet, denen jeweils maximale Wartezeiten zugeordnet sind (▶ Tab. 14):

Tab. 14: Einteilungsgruppen im Manchester-Triage-System

Gruppe	Bezeichnung	Farbe	Max. Wartezeit
1	sofort	rot	0 Minuten
2	sehr dringend	orange	10 Minuten
3	dringend	gelb	30 Minuten
4	normal	grün	90 Minuten
5	nicht dringend	blau	120 Minuten

Maximale Wartezeit bedeutet hierbei die Zeitspanne, nach der ein Patient spätestens einer ärztlichen Behandlung zugeführt sein soll.

Bei Polytraumapatienten erfolgt bereits vor Eintritt in die Klinik eine Ersteinschätzung durch den Notarzt/Rettungsdienst über eine telefonische Anmeldung. Grundlage für die Übermittlung aller benötigten Informationen sollte ein in Zusammenarbeit mit dem Rettungsdienst zu definierendem »Schwerverletzten – Voranmeldebogen« sein.

Außer bei Polytraumen oder lebensbedrohlichen Notfällen obliegt der triagierenden Pflegekraft der Erstkontakt zum Patienten. Sie stellt eine positive Atmosphäre her, erläutert die Abläufe und gibt eine Zeitprognose bis zur Behandlung.

Das Ergebnis der Triagierung sollte auch strukturiert an einem Bildschirm im Flurbereich der Notaufnahme angezeigt werden. Optimal ist hier eine graphische Darstellung, in der der mehrere Informationen »auf einen Blick« untergebracht werden können, was beispielhaft an ▶ Abb. 7 gezeigt werden kann.

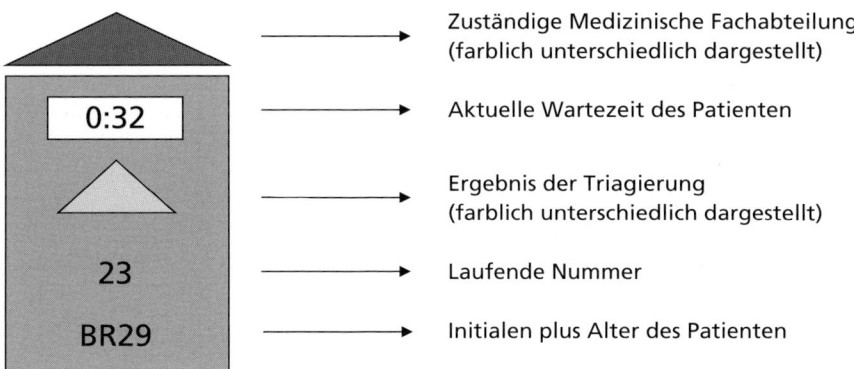

Abb. 7: Graphische Darstellung des Triage-Ergebnisses

Neben einer medizinischen Ersteinschätzung bietet die Manchester-Triagierung aufgrund der strukturierten Dokumentation weitere Möglichkeiten der Auswertung, zu denen bspw. zählen:

- Anzahl der aufgenommenen Patienten pro Stunde (nach Fachabteilung): hilfreich für Personaleinsatzplanung
- Durchschnittliche Wartezeit pro Patient im Zeitverlauf
- Durchschnittliche Aufenthaltsdauer in der Notaufnahme pro Patient
- Einlieferungsweg der Patienten (mit/ohne RTW)
- Verteilung der Notaufnahmen nach Wochentagen
- Verteilung der Notaufnahmen nach Leitsymptomen
- Verteilung der Notaufnahmen nach MTS-Gruppen

Ein Beispiel für eine graphische Auswertung zeigt ▶ **Abb. 8.**

Anzahl aufgenommener Patienten pro Stunde

Durchschnittliche Wartezeit in Minuten

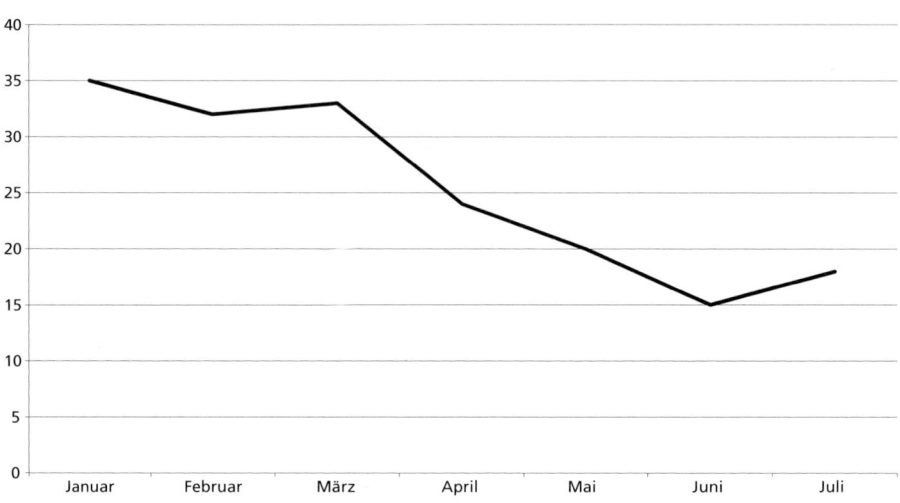

Aufenthaltszeit Patientenaufnahme in Stunden

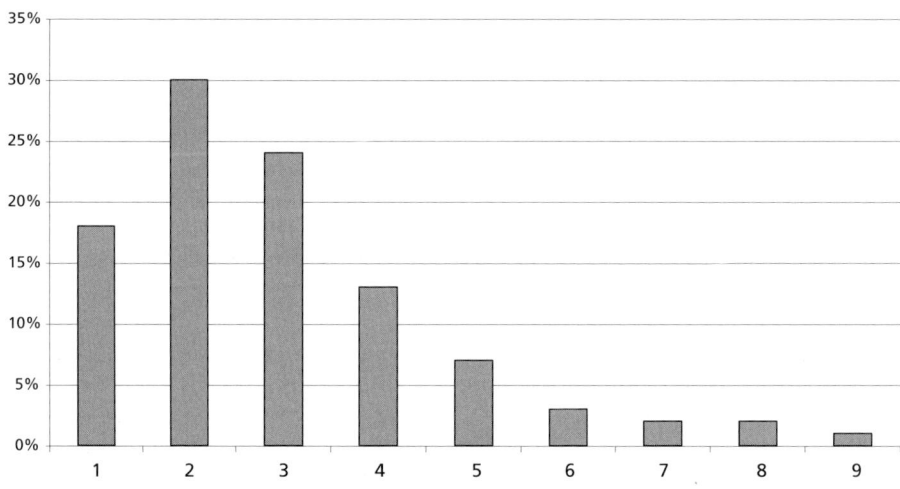

Abb. 8: Graphische Beispiel-Auswertungen Manchester-Triage-System

2.3.4 Aufnahmestation versus Überwachungsbereich

In vielen Krankenhäusern hat sich ein Konzept einer Aufnahmestation etabliert, auf der Patienten interimsweise versorgt werden. Hierbei handelt es sich häufig vor allem um Patienten

- mit einer erwartungsgemäß sehr kurzen Verweildauer,
- mit Indikationen zu Akut-Operationen,

- bei denen die Erst-Diagnostik einen längeren Zeitraum in Anspruch nimmt,
- bei denen die Fachrichtung noch nicht klar ist,
- bei denen die Indikation für eine stationäre Behandlung noch nicht eindeutig ist und/oder
- die außerhalb der Regelarbeitszeit eintreffen.

Eine Aufnahmestation wird häufig mit der Erreichung folgender Ziele in ihrer Sinnhaftigkeit begründet:

- Entlastung der Stationen
- Zentralisierung während der Nacht
- Optimierte Patientensteuerung
- Zuverlässige und umfassende Abklärung von Notwendigkeit und zuzuordnende Fachrichtung
- Höherer Patientenkomfort

All diese Argumente vermögen allerdings nur auf den ersten Blick zu überzeugen. Fakt ist, dass Aufnahmestationen nahezu immer gegenüber Kliniken ohne derartige Struktur zu einer Erhöhung der Gesamtverweildauer führen. Hinzu kommt der meist nicht unerhebliche Personalaufwand, der nicht selten mit eigenen ärztlichen und pflegerischen Teams verbunden ist.

Vom Verfasser wird daher eher ein Konzept einer verlängerten Überwachung in der Notaufnahme favorisiert. Hier müssen ausreichende räumliche und apparative Voraussetzungen bestehen, die eine Überwachung von Patienten bis zur Diagnosestellung von bis zu sechs Stunden möglich macht. Nach diesem Zeitraum kann für nahezu alle Patienten entschieden werden, welche weitere Versorgung erforderlich ist. Auch die Problematik der nächtlichen Betreuung neu eintreffender Patienten kann hierüber gelöst werden.

»[Die] Notaufnahme kann [somit] dazu beitragen, Ressourcen in vielen anderen Bereichen der Klinik zu sparen: Weil sie einen Rund-um-die-Uhr-Dienst über die ganze Woche bietet, müssen andere Klinikbereiche nicht mehr das Gleiche vorhalten. In vielen interdisziplinären Notaufnahmen werden Patienten z. B. ab einer bestimmten Nachtzeit nicht mehr auf die Stationen verlegt, sondern bis zum nächsten Morgen in der Notaufnahme behandelt. Damit kann die ärztliche und pflegerische Vorhaltung der Stationen reduziert werden. Bei entsprechender Ausstattung werden auch die intensivpflichtigen Patienten des Rettungsdienstes übernommen. Damit können auch die Intensivstationen zumindest zeitweise entlastet werden.«[112]

2.3.5 Unterstützung des ärztlichen Dienstes

Kliniken müssen sich mit dem Umstand auseinandersetzen, dass der Arzt die kritische Ressource bei der Versorgung von Patienten in der Notaufnahme darstellt. Dies wird aber häufig organisatorisch nur unzureichend gewürdigt. Ärzte

---

112 Fleischmann B, Walter B: Notaufnahme, 2007, A-3164.

finden zum Teil keine oder nur eingeschränkte Unterstützung, insbesondere was die EDV-Dokumentation der Patientenversorgung angeht. Dies führt nicht selten dazu, dass keine digitale Dokumentation durchgeführt wird, sondern handgeschriebene und unleserliche Befunde erstellt werden. Bei niedergelassenen Ärzten ruft dies Unverständnis hervor und auf den Stationen werden Ablaufschwierigkeiten produziert, die negative Auswirkungen auf die Effizienz der Behandlung haben.

In einem Konzept für die Organisation der Notaufnahme sollte daher eine Unterstützung des ärztlichen Dienstes vorgesehen werden, welche über die bestehende Aufgabenverteilung zwischen ärztlichem Dienst und Pflegedienst hinausgeht. Dies kann durch den Einsatz von medizinischen Fachangestellten realisiert werden, welche sich um die Rahmenversorgung der Patienten kümmern. Hierzu zählt u. a.

- die Anlage des Patienten im System und Erfassung der wesentlichen anamnestischen Informationen zum Hergang (durch Befragung des Patienten, durch Information der Angehörigen oder des Rettungsdienstes),
- die Koordination der korrekten Befundschreibung im System (z. B. D-Arzt-Verfahren) und
- die Verantwortlichkeit, dass jeder Patient, der nicht stationär aufgenommen wird, einen schriftlichen Aufnahmebericht erhält.

Eine denkbare Aufgabenteilung kann wie folgt aussehen: Die eingesetzten medizinischen Fachangestellten sind Ansprechpartner für Patienten und Angehörige, Ansprechpartner für Notarzt/Hausarzt, Rettungsassistenten bzw. Sanitäter. Sie sind verantwortlich für die Auswahl und Anlage von Patientendokumenten. Nach Ankunft des Notfallpatienten am Notfalltresen übernimmt die Arzthelferin die erste Datenerfassung des Patienten, die für die medizinische Triagierung (MTS) unbedingt notwendig ist, und leitet diese an das Pflegepersonal zur MTS weiter.

Die Pflegekraft der Notaufnahme übernimmt den Patienten zur MTS und koordiniert somit alle Notfallpatienten. Bei der MTS wird auch die behandelnde Abteilung festgelegt. Sollten nach Einschätzung der Dringlichkeit des Patienten weitere administrative Patientendaten wie Kostenträger, Wahlarztstatus, Einweiser, Hausarzt und der familiäre Ansprechpartner sowie Telefonnummer und ggf. BG-Berichterstattungsformular notwendig sein, wird sie diese nachträglich erfassen. Anschließend leitet sie die Unterlagen in das Untersuchungszimmer weiter. Je nach Eingruppierung der MTS muss der Patient eine Wartezeit im Wartebereich verbringen, anschließend übernimmt die Pflegekraft den Patienten zur Behandlung in ein Behandlungszimmer.

Bei dem Verfahren können Erstkontakte zwischen liegenden und gehenden Patienten unterschieden werden:

- Patient mit Einweisungsschein, liegend:
  Der Patient wird liegend über die Anfahrt »Notaufnahme« in die Notaufnahme transportiert. Der Rettungsdienst bringt den Patienten zum Anmeldetresen.

Hier erfolgt das Aufnahmeprocedere durch den administrativen Mitarbeiter am Aufnahmetresen. Anschließend erfolgt die medizinische Aufnahme und Erstbehandlung in den Räumen der Notaufnahme durch den dort zuständigen Facharzt. Nach der Aufnahme erfolgt die EDV-Anmeldung noch ausstehender Untersuchungen, ggf. die Veranlassung der Anästhesieaufklärung. Bei geplanter stationärer Aufnahme erfolgt die Bettenkoordination über das zentrale Belegungsmanagement.

- Notfallpatient ohne Termin über Rettungsdienst, liegend:
  Nach Voranmeldung durch den Rettungsdienst mittels eines »Schwerverletzten-Voranmeldebogens«[113] wird der Patient nach dem Eintreffen in der Notaufnahme sofort in den Schockraum gebracht und dort anhand des MTS eingeschätzt. Die Übergabe inkl. aller medizinischen Daten des Patienten durch Notarzt erfolgt im Schockraum. Die administrative Aufnahme wird durch den Notarzt am Aufnahmetresen und ggf. durch den Angehörigen durchgeführt. Fehlende Daten werden von den Mitarbeitern am Tresen bei den Angehörigen nachgefragt und ergänzt. Sollten keine Angehörigen anwesend sein, erledigt dies die Pflegekraft im Untersuchungsraum.
- Notfallpatient ohne Termin, gehend:
  Nach Ankunft des Notfallpatienten am Notfalltresen übernimmt die Arzthelferin die erste Datenerfassung des Patienten und leitet diese an das Pflegepersonal zur MTS weiter.
  Die Pflegekraft der Notaufnahme übernimmt den Patienten zur MTS. Bei der MTS wird auch die behandelnde Abteilung festgelegt. Nach Einschätzung der Dringlichkeit des Patienten komplettiert die Arzthelferin die administrative Aufnahme mit Feststellung des Kostenträgers, des Wahlarztstatus, des Einweisers, des Hausarztes, des familiären Ansprechpartners sowie Telefonnummer, ggf. BG-Berichterstellungsformular und kontrolliert diese auf Vollständigkeit. Anschließend leitet sie die Unterlagen in das Untersuchungszimmer weiter. Je nach Eingruppierung der MTS muss der Patient eine Wartezeit im Wartebereich verbringen, anschließend übernimmt die Pflegekraft den Patienten zur Behandlung in ein Behandlungszimmer.

2.3.6 Fachärztlicher Back-up

Eine häufige Diskussion wird in Kliniken zu der Frage geführt, wie der fachärztliche Standard in der Notaufnahme aufrechterhalten werden kann. Vielfach hat sich ein Konzept eines ärztlichen Leiters der Notaufnahme etabliert, der in Kliniken mit Aufnahmestation diese gleichzeitig ärztlich betreut. Für eine solche Position finden sich dann nicht selten Anästhesisten/Notfallmediziner, die die organisatorische Struktur der Notaufnahme aufbauen. Fraglich bleibt – bei allen Vorteilen dieses Modells –, ob ein solches Konzept eine sinnvolle Kosten-Nutzen-Relation verursacht. Vorteil einer fachärztlichen Betreuung ist, dass die

---

113 z. B. in den Traumanetzwerken der Deutschen Gesellschaft für Unfallchirurgie realisiert (http://www.dgu-traumanetzwerk.de/).

Strukturen der Prozesse in der Notaufnahme insgesamt organisatorisch gut betreut werden. Klarer Nachteil ist, dass sich eine tatsächliche fachliche Mitbetreuung in einer interdisziplinären Notaufnahme in Grenzen hält, da für fachspezifische Fragen i. d. R. zusätzlich ein Facharzt der jeweiligen Abteilung benötigt wird.

Nach Ansicht des Verfassers ist daher eher die Frage zu beantworten, wie abteilungsbezogen eine fachärztliche Unterstützung erreicht werden kann. Leider ist es heute in den Kliniken immer noch Usus, dass gerade junge und unerfahrene Kollegen den Dienst in der Notaufnahme bestreiten, zum Teil auch als Folge des zunehmenden Ärztemangels. Dies kann dazu führen, dass Patienten in der Notaufnahmesituation nur kurz gesehen werden und dann direkt in die jeweilige Fachabteilung zur weiteren Detaildiagnostik verlegt werden. Die Diagnostik in der Notaufnahme beschränkt sich auf Labor und radiologische Basis-Bildgebung. Andere Diagnose-weisende Verfahren, wie z. B. Sonographie und Echokardiographie, werden zum Teil mangels vorhandener Fachkenntnisse vom aufnehmenden Arzt nicht durchgeführt. Eine solche Praxis führt nicht nur dazu, dass hieraus Risiken für die Patientenversorgung entstehen, sie ist auch dafür verantwortlich, dass sich die Verweildauer des Patienten unnötig verlängert.

Soll nicht auf Honorarärzte zur fachärztlichen Besetzung der Notaufnahme zurückgegriffen werden, ist es essenziell erforderlich, einen fachärztlichen Back-up mit den bestehenden Fach- und Oberärzten zu gewährleisten.

Eine denkbare Lösung besteht darin, dass von jeder medizinischen Fachabteilung ein eigener Dienstplan für diese fachärztliche Betreuung aufgestellt wird. Das bedeutet, dass pro Tag ein Fach- oder Oberarzt der jeweiligen Abteilung für die Betreuung der Notaufnahme zuständig ist. Dieser muss sich nicht zwingend ganztags in der Notaufnahme aufhalten, sollte jedoch telefonisch erreichbar und kurzfristig in die Notaufnahme hinzugerufen werden können. Eine Vor-Ort-Unterstützung kann auch dann stattfinden, wenn gleichzeitig mehrere Patienten in der Notaufnahme zu betreuen sind. In so einem Modell können auch junge Ärzte in der Notaufnahme eingesetzt werden, wenn gewährleistet ist, dass eine kurzfristige fachärztliche Unterstützung gegeben ist. Eine solche Planung sollte monatlich im Vorfeld schriftlich erfolgen und allen Beteiligten bekannt sein. Anderenfalls führt es bei den Mitarbeitern der Notaufnahme dazu, dass telefonisch zum Teil vergeblich versucht wird, einen Facharzt der jeweiligen Abteilung zu erreichen.

2.4   Aufnahmescreening

Es ist wichtig, bereits zu Beginn der stationären Behandlung zu wissen, ob der Patient einen poststationären Betreuungs- und Versorgungsbedarf hat. Nur so ist es möglich, ein strukturiertes Entlassungsmanagement zu etablieren. Eine solche Beurteilung findet aber oft nicht statt, so dass der Sozialdienst im Haus verspätet und nur anlassbezogen informiert und eingeschaltet wird.

Leider gibt es bislang nur wenige Instrumente, die eine solche Beurteilung für alle Patienten ermöglichen. Für eine strukturierte Bearbeitung dieser Thematik eignen sich grundsätzlich Assessmentinstrumente. Problem der meisten dieser Screeningverfahren ist jedoch, dass diese i. d. R. gezielt einzelne Phänomene untersuchen (z. B. Sturzrisiko, Dekubitusrisiko, Schmerzempfinden, Ernährungsdefizite), was in Bezug auf die Gesamtbetrachtung des stationären Aufenthaltes nur wenig weiterhilft.

Hilfestellung könnte das von der Dr. Horst-Schmidt-Klinik in Zusammenarbeit mit der Universität Witten-Herdecke entwickelte »ergebnisorientierte PflegeAssessment Acute Care« (ePA-AC)[114] bieten. »Das ePA-AC wurde speziell für den Einsatz in der akutstationären Krankenhausversorgung konzipiert, die sich durch eine geringe Verweildauer, sehr kurze Kontaktzeiten und ausgeprägte Interdisziplinarität auszeichnet.«[115]

Die Zielmatrix des ePA-AC lässt sich wie folgt zusammenfassen. Es sollte

- »Aussagen über die Fähigkeiten eines Patienten, für sich selbst zu sorgen, ermöglichen, indem Kennzeichen und Symptome pflegerelevanter Phänomene im Akutkrankenhaus standardisiert erfasst und bewertet werden [...],
- Veränderungen in den Fähigkeiten im Verlauf des Versorgungsprozesses abbilden,
- eine über den Krankenhausaufenthalt fortbestehende Pflegebedürftigkeit vorhersagen können,
- Triggerpunkte generieren, um nachfolgende Prozesse, wie z. B. Leitlinien und/ oder eine differenzierte, vertiefende Diagnostik anzusteuern,
- Hinweis auf die Risikobereiche Dekubitus, Sturz, Mangelernährung, nosokomiale Pneumonie sowie poststationäres Versorgungsdefizit geben,
- Pflegehandlungen initiieren
- [...]
- und so letztlich als ein Datenpool für die Begründung der Pflege im Akutkrankenhaus sowie die nachfolgende Bewertung und Berechnung dienen.«[116]

Das ePA-AC 1.1 umfasst 10 Kategorien mit insgesamt 52 Items. Bei den Kategorien handelt es sich um

- Bewegung,
- Körperpflege und Kleiden,
- Ernährung,
- Ausscheiden,
- Kognition/Bewusstsein,
- Kommunikation/Interaktion,

---

114 Das Assessment-System ePA-AC ist urheberrechtlich geschützt. Für weitere Ausführungen wird auf www.epa-online.info verwiesen.
115 Bartholomyczik S, Halek M:Assessment, 2009, S. 60.
116 Bartholomyczik S, Halek M: Assessment, 2009, S. 61 f.

- Schlafen,
- Atmung,
- Schmerzen,
- Dekubitus.

Eine Auflistung aller Items findet sich in Anhang B.

Problematisch bei diesem Verfahren ist sicher die Menge der zu erfassenden Items. In der Literatur wird genannt, dass die Dauer einer vollständigen ePA-AC-Einschätzung für geschulte Mitarbeiter mit Assessmenterfahrung für Patienten mit umfassenden Beeinträchtigungen bei maximal drei Minuten liegt.[117] Dennoch wird dies im Rahmen der Aufnahmesituation in der Not- oder Elektivaufnahme den verfügbaren zeitlichen Rahmen sicher sprengen. Um Veränderungen und Ergebnisse messen zu können, muss jeder Patient zudem bei Aufnahme und Entlassung eingeschätzt werden. Zwischeneinschätzungen sollten bei Änderungen des Zustands durchgeführt werden.[118]

Eine verkürzte Einschätzung, welche den Fokus auf die reine Einschätzung des poststationären Versorgungsbedarfs legt, ist der sog. SelbstPflegeIndex SPI (früher CaseMangementScore (CMS), dessen 10 Items komplett in dem ePA-AC-Assessment enthalten sind. Beim SPI können insgesamt 40 Punkte erreicht werden.[119] Werden 31 oder weniger Punkte erreicht, sind bereits zum Aufnahmezeitpunkt weitere Abklärungen zum poststationären Versorgungsbedarf (Entlassungsmanagement/Sozialdienst) einzuleiten.[120]

Bei weiteren Untersuchungen fanden sich Hinweise darauf, dass eine Verkürzung des SPI auf die folgenden drei Items

- Selbstpflegefähigkeit Fortbewegung/Mobilität,
- Selbstpflegefähigkeit Urinausscheidung und
- Selbstpflegefähigkeit Körperpflege Unterkörper

zu einer noch effizienteren Vorhersage in Bezug auf den poststationären Versorgungsbedarf führen kann.[121] Eine solche Beurteilung ließe sich grundsätzlich auch im Rahmen der Aufnahmesituation in Elektiv- und Notaufnahme umsetzen.

Alternativ kann das Aufnahmeassessment auf die Stationen verlegt und z. B. in Kombination mit der pflegerischen Aufnahme durchgeführt werden.

---

117 Mania H: Pflegeassessment, 2008.
118 Vgl. Bartholomyczik S, Halek M: Assessment, 2009, S. 66.
119 Siehe Anhang B.
120 Vgl. Hunstein D, Dintelmann Y, Sippel B: Screening, 2005, 396–402.
121 Vgl. große Schlarmann J: CMS, 2007, S. 59, S. 63.

2.5 Aufnahmegrouping

Für eine effiziente Verweildauersteuerung spielt das DRG-Aufnahmegrouping eine besondere Rolle. Allerdings muss hierbei beachtet werden, dass nur ein Teil der gruppierungsrelevanten Informationen bereits zum Zeitpunkt der Aufnahme vorliegt. Eine nicht unerhebliche Menge an DRG-Daten kann erst während oder am Ende des Aufenthaltes in der Grouper-Software dokumentiert werden, was in ▶ Tab. 15 dargestellt wird.

Tab. 15: Katalogverweildauer beeinflussende Faktoren

Zum Zeitpunkt der Aufnahme kodierbar	Während des Aufenthaltes kodierbar	In der Regel erst am Ende des Aufenthalts kodierbar
Aufnahmediagnose	Operationen	Entlassungshauptdiagnose (nach Kodierrichtlinien)
Bestehende Nebendiagnosen (Begleiterkrankungen)	Sonstige Prozeduren	Einzelne DRG-Funktionen, z. B. Intensivmedizinische Komplexbehandlung, Komplizierende Konstellation
Lebensalter	Komplikationen	Beatmungszeit
Aufnahmegewicht	Einzelne DRG-Funktionen, z. B. Bestimmte OR-Prozeduren, Komplexe OR-Prozeduren	Entlassungsart (z. B. verstorben, verlegt)

Es wäre daher falsch, allein auf Basis der Informationen der Aufnahmekodierung eine verbindliche Aussage über die Zielverweildauer zu definieren. Vielmehr ist es wichtig, dass der aufnehmende Arzt eine DRG-unabhängige Einschätzung von der voraussichtlichen Verweildauer durchführt, die im System dokumentiert wird. Im Rahmen des Behandlungsmanagement wird somit die weitere Steuerung deutlich erleichtert.

Aber auch wenn zu Beginn des Aufenthalts die DRG-Eingruppierung noch ungenau ist, sollten dennoch sämtliche verfügbaren Informationen im Grouper erfasst werden. Häufig wird sich im Rahmen der Aufnahmekodierung auf eine Hauptdiagnose beschränkt, bestehende Nebendiagnosen erst später dokumentiert.

3 Behandlungsmanagement

3.1 OP-Organisation

Nach der Patientenaufnahme ist – vor allem auch vor dem Hintergrund der entstehenden hohen (Vorhalte-)Kosten – der Bereich der OP-Organisation ein besonders kritischer Erfolgsparameter, der im Rahmen des Behandlungsprozesses eine wesentliche Rolle spielt. Der OP-Bereich ist der klassische Ort für vielfältige Organisationsprobleme.

An dieser Stelle wird nicht ein gesamter Überblick über die OP-Organisation gegeben, sondern im Besonderen auf die Schnittstellen in Bezug auf das Fallmanagement eingegangen, deren Probleme in ▶ **Tab. 16** zusammengefasst sind.

Tab. 16: Häufige Situationen bei der OP-Organisation

- Kurzfristige Verschiebung von Eingriffen (z. B. wegen fehlender Befunde o. Ä.)
- Keine ausreichenden Notfallkontingente, dadurch z. T. mehrfaches Verschieben von Elektiv-Patienten
- Nicht korrekte Klassifizierung von Notfall-Eingriffen, um Patienten am selben Tag operieren zu können, ohne Eingriffe absagen zu müssen
- Organisatorische Verzögerungen beim OP-Beginn (z. B. gesamtes Team wartet auf Chirurgen, der noch in Frühbesprechung oder Visite steckt)
- Ambulante Operationen werden im Zentral-OP durchgeführt, dadurch Verzögerung der Abläufe und Verteuerung der Eingriffe
- Keine Koordination zwischen Bettendisposition und OP-Kontingenten
- Kein Abgleich mit verfügbaren pflegerischen Ressourcen auf Station, Intermediate-Care- bzw. Intensivstation
- Operieren über die Regelarbeitszeit hinaus, dadurch Überstunden und Belastung anderer Bereiche (Radiologie [Kontrollaufnahmen], Aufwachraum, Stationen)

In den meisten Krankenhäusern stellt die OP-Organisation eine der größten Herausforderungen dar. Vielfach ist der OP die kritische Größe, deren konsequente Optimierung scheitert, was nicht selten zu schlecht organisierten Abläufen mit unzufriedenen Patienten und frustrierten Mitarbeitern einhergeht. Für eine erfolgreiche OP-Reorganisation lassen sich die in ▶ **Tab. 17** dargestellten Eckparameter zusammenfassen.

Grundlage für ein eine gute OP-Organisation ist die Erstellung eines für alle Beteiligten verbindlichen OP-Statuts (▶ **Tab. 18**), das die wesentlichen Regeln zusammenfassen sollte.

Tab. 17: Eckparameter für eine erfolgreiche OP-Organisation

Eckparameter	Bereiche
Einschränkung der OP-Planungsrechte: OP-Planungsrechte haben nur noch das Zentrale Belegungsmanagement und der OP-Koordinator (in seiner Abwesenheit: z. B. diensthabender Anästhesist)	OP
Klare Regeln: Die OP-Planung erfolgt nach klaren Regeln durch das Belegungsmanagement (Organisationshandbücher, OP-Statut)	OP
Rechtzeitige Finalisierung der Planung: Am Tag vor der OP: Finalisierung des OP-Programms, kurzer Termin OP-Koordinator + je ein Vertreter der schneidenden Fächer. OP-Programm wird bis 15:30 Uhr festgelegt	OP
Transparentes Berichtswesen: Monatliches Reporting der wesentlichen OP-Kennzahlen an alle Beteiligten	OP

Tab. 18: Mindestinhalte eines OP-Statuts

1. Anwendungsbereich und Zielsetzung
2. Allgemeine Verhaltensregeln
3. OP-Koordinations-/Planungsteam
4. OP-Programmplanung
5. Änderung des OP-Programms
6. OP-Betriebszeiten
7. OP-Wechsel
8. Personal- und Urlaubs-/Kongressplanung
9. Sicherung der Effizienz des OP-Managements
10. Konfliktmanagement

Um später verwendbare Auswertungen durchführen zu können, ist es wichtig, verbindliche OP-Prozesszeiten festzulegen, die im System dokumentiert werden. Als gängige Aufteilung haben sich in vielen Einrichtungen die folgenden OP-Prozesszeiten etabliert, die jeweils als Zeitpaare zu sehen sind:

1. Ein-, Ausschleusen des Patienten
   = Patientendurchlaufzeit, Anästhesiologiezeit
2. Beginn/Ende Narkose
   = Reine Anästhesiezeit
3. Beginn Rüstleistung/Ende Nachrüstleistung
   = Materialbereitstellungszeit, Patientenbindungszeit OP-Pflege
4. Anästhesiefreigabe an Chirurg auf Säule [*auch:* Freigabe zur Lagerung]/Anästhesiefreigabe zum Transfer AWR von Säule
   = Säulenzeit
5. Freigabe Anästhesie auf Säule [*auch:* Abwaschbereitschaft]/Ende operative Maßnahmen
   = Perioperative Zeit, Bindungszeit Operateur (inkl. Nachbereitung, Dokumentation)
6. Schnitt/Ende Naht
   = Operationszeit, Netto-Bindungszeit Operateur/chirurgischer Assistent

7. Beginn Saalreinigung/Ende Saalreinigung
= Reinigungszeit
8. Beginn AWR/Ende AWR
= Patientendurchlaufzeit Nachsorgeeinheiten, Bindungszeit Anästhesiepflege AWR

Regelmäßiger Streitpunkt ist bei der Erstellung von Auswertungen, was als »OP-Beginn« bezeichnet wird. Mit dieser Prozesszeit kann die Verspätung der ersten OP am Morgen berechnet werden. Eindeutiges Merkmal wäre der »Schnitt«, was aber Abteilungen mit langer perioperativer Bindungszeit des Operateurs benachteiligt. Als OP-Beginn kann daher auch alternativ die »Freigabe Anästhesie auf Säule« gewählt werden, wobei hierbei die Gefahr besteht, dass Ineffizienzen durch verspätetes Eintreffen des Operateurs im Berichtswesen nicht dargestellt werden.

Ein weiterer häufiger Diskussionspunkt sind die gewählten Notfallkategorien, in die zu operierende Patienten eingeteilt werden. Gerade bei knappen Ressourcen und voll belegter OP-Kapazität kommt es im OP immer wieder zu Streit. Es empfiehlt sich, im Rahmen der Kategorien nicht nur die Dringlichkeit festzulegen, sondern auch die Frage zu beantworten, ob der Notfallpatient verdrängend für geplante Eingriffe ist oder nicht, was beispielhaft in ▶ **Abb. 9** gezeigt wird.

Notfallkategorien:

• **Kategorie 1:**

vitaler Notfall, Versorgung sofort in nächstem freiwerdenden Saal – wenn nicht in

eigener Abteilungs-OP-Kapazität möglich – immer verdrängend

• **Kategorie 2:**

hohe Dringlichkeit, Versorgung innerhalb von 2–3 Stunden. Immer verdrängend,

aber Patient kann noch aufgeklärt werden

• **Kategorie 3:**

aufgeschoben dringlich, Versorgung innerhalb von 6–24 Stunden, aber nicht

verdrängend für geplante Eingriffe, in OP-Kapazität zu planen

• **Kategorie 4:**

elektiv dringend, Patienten, die in einem Zeitfenster von 2–3 Tagen operiert werden

müssen, nicht verdrängend in OP-Kapazität zu planen

• **Kategorie 5:**

rein elektiv, frei planbar in eigener Abteilungs-OP-Kapazität

---

Abb. 9: Beispiel für Notfallkategorien im OP

Sinnvoll ist es, das finalisierte OP-Statut von allen Chefärzten der operierenden Abteilungen, vom Chefarzt der Anästhesie, vom OP-Koordinator und den Leitungen OP- und Anästhesiepflege unterschreiben zu lassen und ein gedrucktes Exemplar in den OP-Bereichen für alle einsehbar zu halten. Die Praxis zeigt leider immer wieder, dass in der täglichen Auseinandersetzung geregelte Aspekte negiert oder umgangen werden.

Mit der zunehmenden Optimierung der Prozesse, z. B. im Rahmen des Integrierten Aufnahmekonzepts, treten im Rahmen der Verweildaueroptimierung aber auch weitere zu lösende Herausforderungen außerhalb des reinen OP-Betriebs auf, vor allem für die Krankenhäuser, die es schaffen, durch vorstationäre Prozesse bei einem Großteil der Patienten den OP-Tag auf den Aufnahmetag vorzuverlegen. Diese Patienten werden am OP-Tag zunächst auf die Stationen geschickt und von dort dann in den OP gebracht. Dies lässt sich organisatorisch aus mehreren Gründen nicht ausreichend abbilden:

- Auf der Station steht in der Regel noch kein freies Bett zur Verfügung, da die zu entlassenden Patienten die Station/ihr Zimmer früh morgens noch nicht verlassen haben.
- Die Arbeitsverdichtung in der Pflege ist morgens besonders hoch, so dass alle Pflegenden in Arbeitsprozessen (Visite, Verbandswechsel, Essensausgabe o. Ä.) eingebunden und für den ankommenden Patienten nicht oder nicht ausreichend ansprechbar sind.
- Die Aufregung des Patienten und die Angst vor der Operation verstärkt beim Patienten den Eindruck, dass der Prozess nicht optimal organisiert ist.
- Sofern dem Patienten noch kein Zimmer zugewiesen wurde, gestaltet sich der Abruf des Patienten als schwierig, da nicht immer klar ist, wo er sich aufhält.
- Gleiches gilt für die Vorbereitung des Patienten (Umziehen, Entfernen von Schmuck, Rasieren).
- Eine ausreichende Prüfung, ob alle für die Operation notwendigen Befunde und Unterlagen komplett sind, ist erschwert.

Eine Lösung kann die räumliche Schaffung einer perioperativen Behandlungseinheit (POBE) bieten. Diese Struktur ist eine Weiterentwicklung der sog. Holding Area, die es möglich macht, Patienten frühzeitig in die Nähe des OPs zu verbringen. Dieser Bereich befindet sich in der Nähe des Einschleusungs-, aber außerhalb des Reinraumbereichs. Dies erleichtert zunächst den Abruf der Patienten. Darüber hinaus können Aufgaben, die traditionell von den Stationen erbracht werden, dort entlastet und OP-nah verlagert werden. »Wichtige Beispiele hierfür sind:

- Identifizierung des Patienten und die Überprüfung des bei ihm geplanten Eingriffs [...],
- Überprüfung der Vollständigkeit der Patientenakte,
- Überprüfung relevanter Laborbefunde, die zum Zeitpunkt der Prämedikation noch nicht vorlagen,
- Sicherstellung, dass auf der Station zu verbleibende Gegenstände (Schmuck o. Ä.) den OP nicht erreichen, sondern ggf. von der Station [...] abgeholt werden«[122],

---

122 Diemer M, Heberer J, von Eiff W: OP-Management, 2009, S. 737 f.

- Vorverlagerung von OP-Vorbereitungen, z. B. Rasur,
- Applikation der Prämedikation bei gleichzeitiger Überwachung (Erhöhung der Patientensicherheit).

Die POBE unterscheidet sich von der reinen Holding Area durch die zusätzliche Arztbesetzung. Zusätzlich können hier anästhesiologische Vorbereitungen durchgeführt werden[123]:

- Anlage eines Venenzugangs,
- Anlage einer arteriellen Blutdruckmessung,
- Anlage eines regionalanästhesiologischen Katheters,
- Präoperative Gabe von Medikamenten.

In Bezug auf das Fallmanagement ergeben sich aber weitere erhebliche Vorteile:

- Aufnahme der Patienten, die am OP-Tag aufgenommen werden, direkt in der POBE (ruhige Abläufe auf der Station (Entlassungen, Visiten, keine Patientenkreuzungen), konsequente Reduktion präoperativer Verweildauertage),
- Vermeidung von u. U. stressigen Wartezeiten auf den Patienten im OP, klarer Ablauf,
- Gabe der Prämedikation in der POBE führt auch dazu, dass kaum noch Patiententransporte zum OP durch examinierte Pflegekräfte durchgeführt werden müssen. Darüber hinaus werden Aufzüge entlastet und Transportwege vermieden.

3.2 Stationsorganisation

Ein großer Teil der Probleme im Behandlungsprozess entstehen aufgrund von nicht optimaler Stationsorganisation. Pflege und Ärzte arbeiten häufig neben- statt miteinander. Dadurch entstehen die in ▶ Tab. 19 aufgeführten Situationen.

Ein Teil dieser Probleme lässt sich mit dem im Kapitel Aufnahmemanagement beschriebenen integrierten Aufnahmekonzept lösen. Darüber hinaus sind aber auch organisatorische Änderungen auf den Stationen notwendig, deren Eckparameter in ▶ Tab. 20 zusammengestellt sind.

Die Aufgaben der genannten Stationssekretärin sind gemeinsam mit dem Pflegedienst und dem ärztlichen Dienst zu besprechen (Beispiel: ▶ Tab. 21). Wichtig ist, dass eine räumliche Nähe zum Stationszimmer der Pflege gewährleistet ist, optimalerweise mit der Einrichtung eines kleinen Tresens.

---

123 Vgl. ebenda, S. 738.

Tab. 19: Häufige Situationen bei der Stationsorganisation

- Neue Patienten kommen unvorbereitet/unangekündigt auf Station, verbunden mit Wartezeiten auf freies Bett oder Stationsarzt
- Unterschiedliche Visitenzeiten über den gesamten Tag verteilt, dadurch keine kontinuierliche Begleitung der Visite durch Pflege
- Kein organisierter fachärztlicher »Back-up« für Stationsärzte, dadurch unnötige Zeitverzögerungen
- »Verschwinden« von Patientenunterlagen in den Arztzimmern, dadurch Mitarbeiter der Pflege eingeschränkt
- Patientenentlassungen am Nachmittag oder Abend, zum Teil aufgrund von Defiziten bei der Arztbriefschreibung
- Kein strukturiertes Vorgehen für Angehörigenbetreuung
- Interne Verschiebungen der Patienten (Zimmerhopping)

Tab. 20: Eckparameter für eine erfolgreiche Stationsorganisation

Eckparameter	Bereiche
Klare Abstimmung zwischen ärztlichem und Pflege-Dienst über Visitenzeiten für Patienten und ggf. Kurvenvisiten (Stationsarzt, Oberarzt, Chefarzt)	Station
Definition von Regeln für die Verschiebung/Verlegung von Patienten	Station
Eindeutige und transparente Regelungen für Angehörige (z. B. Einrichtung von Angehörigensprechstunden)	Station
Verbindliche Regelungen zur Arztbriefschreibung (sowohl ärztlicherseits als auch von Seiten des Schreibdienstes)	Station
Schaffung eines Aufenthaltsbereichs für entlassene Patienten (damit Bett frühzeitig zur Verfügung steht)	Station
Etablierung einer Stationssekretärin zur Koordination sämtlicher administrativer Tätigkeiten der Pflege und als zentrale Ansprechpartnerin für Angehörige und Patienten	Station

Tab. 21: Mögliche Tätigkeiten einer Stationssekretärin

Anwesenheit im Stationszimmer	• Ansprechpartner für Patienten, Besucher, Angehörige, usw. • Bedienung und Einsicht in Krankenhausinformationssystem (Terminbuch, Stationsgraphik, Entlassbrieferstellung) • Übernahme Telefon der Station, Annahme eingehender Telefonate für Ärzte während der Visite • Ablage Befunde in den Akten
Vorbereitung Patientenaufnahme auf Station	• Patientenakten vorbereiten • Empfängt Patienten, zeigt Zimmer, erklärt Abläufe
Vorbereitung der Patientenentlassung	• Vorbereitung Entlassungscheckliste • Aushändigen des Arztbriefes • Patientenakte vervollständigen, Belege abheften • Entlassung im Krankenhausinformationssystem dokumentieren • Abschluss der BQS-Dateneingabe
Tätigkeiten im Zusammenhang mit Untersuchungen	• Verteilen der Aufklärungsformulare an Patienten • Koordination mit Funktionsdiagnostik, Vorbereitung der Unterlagen, Transportorganisation • Anmeldung von kurzfristig notwendigen Untersuchungen • Koordination zum Transport-/Hol- und Bringedienst

Manche Kliniken, wie z. B. das Klinikum Coburg, gehen sogar noch einen Schritt weiter, in dem sie Medizinische Fachangestellte als sog. Arztsekretärinnen etablieren. »[Es] [...] bestätigte sich [...] die zumindest partielle Ineffizienz des ärztlichen Personaleinsatzes: Unter anderem werden Befunde lange gesucht, Disketten hin- und hergetragen, Arztbriefe von Ärzten selbst geschrieben und viele Telefonate mit Funktionsabteilungen geführt, die rein logistischer Natur sind.« Dies überraschte vor dem Hintergrund, »dass in dem Krankenhaus bereits grundlegende Organisationsänderungen zur Entlastung des Ärztlichen Dienstes eingeführt worden waren (medizinische Kodierassistenten, Stationssekretärinnen, zentrale Bettendisposition, Entlassmanagement durch Pflege und Sozialdienst).«[124]

Von den Arztsekretärinnen am Klinikum Coburg wurden folgende Aufgaben übernommen:

- »Strukturierung des ärztlichen Arbeitstages,
- Vor- und Nachbereitung der Visiten sowie aller Kontakte des Arztes mit Patienten und Angehörigen,
- Begleitung der Visiten, Dokumentation des Behandlungsverlaufs und der ärztlichen Anordnungen,
- Informationsaustausch mit der Pflege, den Funktionsabteilungen, sowie Patienten und Angehörigen,
- Eingabe von Anforderungen mit den Vorbefunden und bei der Visite kommunizierten Fragestellungen in das Krankenhausinformationssystem,
- Präsentation und Einordnung der Befunde,
- Erledigung aller logistischen Aufgaben und Vereinbarungen,
- Filterung der Telefonate insbesondere bei der Visite,
- Vorbereitung der Aufklärungsgespräche sowie
- Blutentnahmen.«[125]

Ob sich ein solches Konzept langfristig durchsetzen wird, muss kritisch beobachtet werden. Die unterschiedlichen Unterstellungen von Stationssekretärin (Pflege) und Arztsekretärin (Arzt) könnten auch zur Generierung neuer Schnittstellen und Ineffizienzen führen. Jedenfalls ist aber sicher, dass die zunehmend knapper und teurer werdende Ressource »Arzt« von administrativen Aufgaben weitgehend entlastet werden sollte, auch im Hinblick auf die Wettbewerbssituation im Personalmarkt.

Nicht zu unterschätzen ist der bereits in den ▶ Tab. 19 und 20 genannte Aspekt der internen Verschiebungen, die aus unterschiedlichen Gründen veranlasst werden. Häufig passiert dies, wenn eine medizinische Abteilung Patienten auf mehreren Stationen betreut, die dann von einer auf die andere Station verschoben werden. Darüber hinaus können auch Fehler in der Bettenbelegungsplanung dazu führen, dass Patienten innerhalb einer Station das Zimmer wechseln müssen (z. B.

---

124 Pless, H./Schafmeister, S.: Fachangestellte, 2009, A-1431.
125 Ebenda.

Geschlechterkonflikt, Infektion, Pflegebedürftigkeit o. Ä.). Es ist nicht selten, dass gerade bei sehr gut belegten Krankenhäusern 30–50 % der Patienten während ihres Aufenthalts mindestens einmal das Zimmer wechseln müssen. Dies führt zu erheblichem Aufwand bei allen Beteiligten: Stationsärzte müssen sich auf »neue« Patienten einstellen, die ggf. ein anderer ärztlicher Kollege bereits gut kennt. Die Pflege muss den Bettplatz ab- bzw. aufrüsten und den Patienten aktiv in das neue Zimmer begleiten.

Welche Dimension die Zahl der internen Verschiebungen ausmachen kann, soll an einer kurzen Beispielrechnung verdeutlicht werden. Unterstellt man als pflegerischen Aufwand für eine interne Verschiebung im Durchschnitt lediglich 15 Minuten, würde sich bei einem Krankenhaus mit ca. 20.000 Patienten pro Jahr und einer »Quote« der internen Verschiebungen von 20 % (also 4.000) ein VK-Aufwand von knapp 0,6 Stellen ergeben.[126] Um die internen Verschiebungen zu verringern, sollten daher organisatorische Vorkehrungen vorgenommen werden:

- Monatliches, abteilungsbezogenes Monitoring der internen Verschiebungen mit Hinterlegung von VK-Äquivalenten
- Organisation der internen Verschiebungen ausschließlich über das Zentrale Belegungsmanagement, d. h. jede Verschiebung muss über das ZBM angemeldet werden

3.3   Organisation der Funktionsdiagnostik

Als Nadelöhr der Verweildauersteuerung kristallisieren sich die Funktionsbereiche heraus, die nicht in der Lage sind, die Menge der notwendigen Untersuchungen zu bewältigen. Nicht selten kommt es vor, dass Patienten mit längeren Aufenthalten die Klinik ohne Oberbauchsonographie oder Echokardiographie verlassen. Dies macht nicht nur einen schlechten Eindruck bei niedergelassenen Ärzten, sondern kann auch dazu führen, dass wichtige Befunde übersehen werden. Die Regel ist, dass Untersuchungen erst im Verlauf des Aufenthalts stattfinden und des Öfteren zu einer Verweildauerverlängerung führen.

Einen Überblick über häufige Bereiche der Funktionsdiagnostik gibt ▶ **Tab. 22.**

---

126 4.000 Verschiebungen x 0,25 h = 1.000 Stunden. Bezogen auf eine angenommene Jahresarbeitszeit einer Vollkraft in Höhe von 1.700 Stunden ergibt sich rechnerisch 0,59 VK.

71

Tab. 22: Überblick Funktionsdiagnostik

Übergeordneter Bereich	Funktionsleistungen
Kardiologie	Echokardiographie Belastungs-EKG EKG/Langzeit-EKG Langzeit-Blutdruckmessung Kipptisch-Untersuchung Doppler-Untersuchung
Gastroenterologie	(Oberbauch-)Sonographie Gastroskopie Koloskopie
Pneumologie	Lungenfunktion Ganzkörperplethysmographie
Neurologie	EEG Evozierte Potenziale

Bei der Organisation der Funktionsdiagnostik treten zahlreiche Probleme auf, über die ▶ **Tab. 23** einen Überblick gibt.

Tab. 23: Häufige Situationen bei der Organisation der Funktionsdiagnostik

- Anmeldung durch die Stationen erfolgt telefonisch, dadurch Unterbrechung der Arbeitsabläufe und zum Teil unvollständige Informationen
- Keine verbindliche Planung (z. B. analog dem OP), bei der das Tagesprogramm des Folgetages ab einem bestimmten Zeitpunkt festgelegt wird
- Keine Priorisierung von Patienten, sondern Abarbeitung nach Eingang, mitunter aber »Bevorzugung« der eigenen Abteilung gegenüber Konsiluntersuchungen
- Alle Patienten werden in Funktionsdiagnostik einbestellt, obwohl auch dezentrale Untersuchungen (z. B. Anlage Langzeit-EKG o. Ä.) möglich wäre, dadurch hoher Aufwand für Stationen und Hol- und Bringedienst
- Patienten erreichen Funktionsdiagnostik nicht rechtzeitig, dadurch Leerlauf und ggf. längere Wartezeiten im weiteren Verlauf
- Ärztliche Besetzung der Funktionsdiagnostik nicht klar geregelt, z. T. auf Abruf bzw. mit anderen ärztlichen Tätigkeiten kombiniert
- Arbeitszeit der Mitarbeiter der Funktionsdiagnostik und der Ärzte nicht aufeinander abgestimmt, dadurch unnötige Leerzeiten, Überstunden

Hinsichtlich der inhaltlichen Ausgestaltung lassen sich daraus abgeleitet die in ▶ **Tab. 24** genannten Eckparameter einer guten Organisation der Funktionsdiagnostik ableiten:

Tab. 24: Eckparameter für eine erfolgreiche Funktionsdiagnostik

Eckparameter	Bereich
Wo räumlich möglich, werden Funktionsbereiche zusammengeführt und als gemeinsame Organisationseinheit betreut	FD
Große Funktionsbereiche werden durch einen eigenen Disponenten betreut, der sich um Terminkoordination und Patienteneinbestellung bzw. -abholung kümmert	FD
Ausschließlich digitale Untersuchungsanfrage mit Fragestellung und für die Stationen einsehbare digitale Terminkalender	FD
Abgestimmtes Arbeitszeitmodell zwischen ärztlichem Dienst und Funktionsdienst	FD
Vollständige Leistungs- und Zeitendokumentation zur verbesserten Personaleinsatzplanung und -bedarfsberechnung	FD

3.4 Patientenlogistik

von Martin Johow[127]

Die *Patientenlogistik* ist ein junges Organisationsmodell, das erst in einem Teil der Krankenhäuser dabei hilft, die Arbeitsabläufe der Medizin und Pflege zu unterstützen. Die Notwendigkeit einer übergreifenden Koordination der bisher getrennt geplanten und ausgeführten Tätigkeiten der Terminkoordination, Transportsteuerung und -ausführung steigt zunehmend mit der Verkürzung der Verweildauer und dem Anstieg der Fallzahlen.

In Deutschland haben schätzungsweise 20 % aller Akutkrankenhäuser mit dem Aufbau ihrer Patientenlogistik und dem daraus resultierenden Abbau von Wartezeiten und Stillstand in den Untersuchungs- und Behandlungsbereichen begonnen. Im einfachsten Fall wird dabei nur der *Patiententransport* mit den Hilfsmitteln der Logistik organisiert. Als Ausbaustufe kann darüber hinaus die Feinkoordination der Patiententermine und deren Reihenfolge, unter Einhaltung der medizinischen Vorgaben, von der Patientenlogistik übernommen werden. Sie entwickelt sich dadurch zu einer bereichsübergreifenden Unternehmenslogistik, die sowohl allen Mitarbeitern als auch den Patienten nutzt, und wird dadurch in den kommenden Jahren zu einem wesentlichen Erfolgsfaktor für jedes Krankenhaus. Allerdings tritt sie damit auch zugleich in die echte Verantwortung der Termintreue: Die Patientenlogistik handelt nicht mehr nur reaktiv, sondern kann die Prozesse aktiv steuern.

---

127 Kontaktdaten: Martin Johow, Geschäftsführer, DYNAMED GmbH, Berlin, info@dynamed.de.

Die Patientenlogistik umfasst sämtliche den Patienten betreffenden Prozessabläufe und Wege sowie deren Optimierung. Im Idealfall beginnt sie bereits vor der Aufnahme des Patienten in ein Krankenhaus, nämlich dann, wenn schon im Vorfeld der Aufnahme zwischen dem Krankentransport- oder Rettungsunternehmen und dem aufnehmenden Krankenhaus Informationen, wie z. B. die Ankunftszeit, ausgetauscht werden können. Ihr Wirkungsbereich endet erst mit der Entlassung des Patienten und dessen Ankunft zu Hause bzw. in einer Folgeeinrichtung.

Gegenstand ist der Patienten- sowie der dazugehörige *Informationsfluss* innerhalb des Krankenhauses, der durch die Logistik geplant, organisiert und auf seine Effizienz hin überwacht wird. Dazu werden innerhalb der Patientenlogistik in den Phasen der Aufnahme, des Aufenthalts und der Entlassung des Patienten inhaltliche, organisatorische und informelle Lösungen konzipiert und umgesetzt. In diesem Sinne ist die Patientenlogistik vor allem unterstützend bzw. entlastend tätig. So liefert sie notwendige Zuarbeiten für die medizinisch-pflegerische Versorgung, berührt jedoch nicht die fachspezifischen Aufgaben, Verantwortungsbereiche und Kompetenzen der Medizin und Pflege.

Das Idealbild: Für einen Patienten werden während seines Aufenthalts im Krankenhaus Untersuchungs- oder Behandlungstermine ausgemacht, bei denen abgesehen von medizinischen bzw. pflegerischen Notwendigkeiten kaum unvorhergesehene Terminverschiebungen auftreten. Dass eben diese medizinischen bzw. pflegerischen Veränderungen jederzeit eintreten können und darauf reagiert werden muss, steht außer Frage.

Die Realität sieht jedoch in vielen Krankenhäusern noch ganz anders aus. Der Ablauf der Kernprozesse wird hier durch eine Vielzahl von Randtätigkeiten gestört, die den eigentlichen medizinischen sowie pflegerischen Bereich gar nicht betreffen. So hat z. B. die zuständige Pflegekraft zu spät von einem Termin erfahren und konnte den Patienten nicht rechtzeitig zur Beförderung vorbereiten. Ebenso kann es passieren, dass dem Transporteur, der den Patienten zur Endoskopie bringen sollte, vergessen wurde Bescheid zu geben oder in Spitzenzeiten grundsätzlich nicht ausreichend Transporteure vorhanden sind, um dem *Transportaufkommen* zu begegnen.

In diesem Fall täglich genug Transporteure »bereitzuhalten«, kann aber sicherlich auch nicht die Lösung sein. Diese wären dann außerhalb der Spitzenzeiten nur gering beschäftigt bzw. wenig ausgelastet. Eine Lösung also, die wirtschaftlich kaum tragbar ist. Andererseits kostet so ein hausinterner Transport schätzungsweise vier Euro und dauert im Durchschnitt nur ca. zwölf Minuten. Würde man um diese Zeit hingegen eine OP verschieben, kann das schnell zu Kosten von weit über hundert Euro führen. Entscheidend ist somit, dass die Transportausführung kein Flaschenhals wird, der die anderen Bereiche des Krankenhauses in ihrer Produktivität ausbremst.

Erscheint die Organisation und Ausführung des Ablaufs »Anforderung einer medizinischen Leistung«, »Terminvereinbarung«, »Transportorganisation«, »Untersuchung/Behandlungsdurchführung« auf den ersten Blick nicht kompliziert, spiegelt die Realität ein anderes Bild wider. So gibt es speziell zu den Spitzenlastzeiten noch viele Hürden, die genommen werden müssen. Die ideal geplanten Abläufe scheitern dann an scheinbar trivialen Dingen.

Grundlegende Frage ist: Wer bestimmt, wann welcher Patient behandelt wird? »Natürlich die Mediziner«, ist häufig der erste Gedanke. Sie legen für einen Patienten schließlich die erforderlichen Untersuchungen bzw. Behandlungen und deren Dringlichkeit fest. Doch wie geht es dann weiter? Oft entscheidet danach lediglich die Organisation der Transporte, inwieweit die geplanten Termine auch eingehalten werden können.

Betrachtet man die noch traditionell arbeitenden Krankenhäuser, lassen sich zwei unterschiedliche Arbeitsvarianten beobachten, die als typisch bezeichnet werden können. Bei einer dieser Varianten entscheidet jede Station und jeder Funktionsbereich eigenständig, welcher Patient als nächstes »dran kommt«. Häufig werden dabei die erforderlichen Transporte von den Pflegekräften ausgeführt – das jedoch mit den bekannten Nachteilen. Ist die zu erwartende Untersuchungs-/Behandlungszeit kurz, wartet die Pflegekraft im Funktionsbereich auf den Patienten (»es dauert ja nur 10 Minuten«), bevor sie ihn wieder zurück zur Station bringt. Ist hingegen von vornherein klar, dass die Untersuchung länger dauert, geht die Pflegekraft ohne den Patienten zurück zur Station und holt ihn erst dann wieder ab, wenn die Untersuchung abgeschlossen ist. Es entstehen so zwei Leerwege. In Krankenhäusern, die noch mit dieser Organisationsform arbeiten, hat sich gezeigt, dass die Pflege in der Frühschicht über 30 % ihrer Arbeitszeit mit Patienten- und Materialtransporten verbringt.

Bei der zweiten traditionellen Arbeitsweise ist gewissermaßen eine professionelle *Transportorganisation* vorhanden. Hier bestimmt im täglichen Geschäft und besonders in Spitzenzeiten ein Disponent, der die Transporteure koordiniert, welche Aufträge zuerst ausgeführt werden sollen und entsprechend welche Aufträge noch warten müssen und damit in die Verspätung geraten. Dabei stehen ihm jedoch oft nur primitivste Arbeitsmittel zur Verfügung (z. B. Telefon und Zettel), um zu den Hochlastzeiten zwischen 8:00 und 11:00 Uhr mehrere hundert Transporte zu koordinieren. Wenn dann noch jemand telefonisch nachfragt »Wo bleibt mein Patient?« sind Fehler natürlich »vorprogrammiert«.

Im Ergebnis kommt es zu erheblichen Problemen: Patienten und Mitarbeiter der Untersuchungs- und Behandlungsbereiche warten unnötig lange, wichtige Termine werden übersehen, unklare Angaben führen zu Fehlern und die Transporteure fühlen sich gestresst. Aus Sicht der Patienten leidet das Image des Krankenhauses, denn so mancher Patient denkt »Wenn nicht mal der Transport klappt ...«. Im Ergebnis führen beide Arbeitsweisen schließlich nicht nur in der Transportorganisation zu un nötig hohen Kosten; ebenso unnötige und noch dazu höhere Kosten entstehen in den Untersuchungs- und Behandlungsbereichen.

Eine Lösung kann die Einführung einer Software für die Patientenlogistik darstellen. Diese ist allein zwar noch kein Allheilmittel, aber in Verbindung mit modernen Kommunikationsgeräten und hausindividuell abgestimmten Regeln sind heutzutage Informationen verfügbar, die für die Organisation des mobilen *Auftragsmanagements* unverzichtbar sind. So wird automatisch übermittelt, wie weit zu einer bestimmten Zeit der Bearbeitungsstand eines Transportauftrags fortgeschritten ist oder wo sich die Transporteure gerade befinden. Da die Transporteure diese Informationen selber aktiv auslösen, findet hierdurch in keiner Weise eine unkontrollierte externe Überwachung statt. Der Vorteil: Alle betroffenen Mitarbeiter bekommen ohne Zeitverzug die nötigen Informationen übersichtlich dargestellt.

Eine solche *Logistiksoftware*, z. B. »LOGBUCH«, bekommt aus dem Krankenhausinformationssystem die medizinischen Anforderungen übertragen und legt selbstständig die erforderlichen Transportaufträge an. Falls die Software hierbei feststellt, dass für den Patienten ein Terminkonflikt besteht, wird dies gemeldet und entsprechende Alternativen werden vorgeschlagen. Sind in Stoßzeiten keine Transporteure zu der Wunschzeit verfügbar, wird dies ebenfalls gemeldet. Der Auftraggeber kann nun entscheiden, ob er auf den Termin bestehen möchte oder kann andernfalls einen Alternativtermin auswählen.

Mit Hilfe von LOGBUCH sieht der Disponent also, wie lange ein Patient warten müsste, bis sein Termin in einer Untersuchungs- oder Behandlungsstelle tatsächlich stattfindet. Die Software weiß, wie viele Patienten noch vor ihm betreut werden und welche Zeiten für die jeweiligen Untersuchungen oder Behandlungen geplant sind. Ebenso kennt LOGBUCH die nötigen Transportzeiten sowie die jeweiligen Orte, an denen sich die Transporteure gerade befinden. Hierbei helfen moderne Kommunikationsgeräte, wie z. B. BlackBerrys oder iPhones, mit deren Hilfe die Aufträge von LOGBUCH direkt zu den Transporteuren als gut lesbarer Text übertragen werden. Per Tastendruck bestätigt der Transporteur dann die Annahme, den Beginn und den Abschluss des Transports. Der Status eines Auftrags ist damit jederzeit hinterlegt und für den Disponenten sowie den Anfordernden einsehbar.

Bei den meisten Krankenhäusern entspricht die Bettenzahl ungefähr der täglichen Anzahl aller Patienten- und Citotransporte[128]. Diese Citotransporte werden dabei von den Patiententransporteuren mit erledigt und stellen patientenbezogene Kleinmaterialtransporte dar, wie z. B. von Blutkonserven, Laborproben oder Schnellschnitten. Bei ihnen kann also – wie auch bei einem Patiententransport – ein eindeutiger Bezug zu einer Fall- oder Patientennummer hergestellt werden. Dadurch können die anfallenden Kosten zutreffend verrechnet werden. In einem 500-Betten-Krankenhaus sind also täglich ca. 500 spontane Patienten- und Citotransporte auszuführen. Als *Dispositionsmittel* eignen sich hierfür besonders grafische Werkzeuge, die die Transporte als kleine Balken darstellen, was ► **Abb. 10** verdeutlicht. Per Mausklick kann so ein Transport direkt einer Ressource zugeordnet werden. Die weitere Auftragsbearbeitung erfolgt via Datenfunk durch den Transporteur.

Der Disponent steht bei der Organisation aller Anforderungen in einem *Zielkonflikt*. Auf der einen Seite muss er versuchen, die Anforderungen, die aus Sicht eines Patienten gestellt werden, zu erfüllen. So muss z. B. der Transport eines Notfallpatienten sofort erledigt werden. Auf der anderen Seite hat er darauf zu achten, dass auch die Patienten, die zum teuren MRT gebracht werden sollen, pünktlich ankommen. Bei der Optimierung spielen also neben den Zeitprioritäten auch die Stellenprioritäten eine wesentliche Rolle. Hier ist jedes Krankenhaus gefordert, die vom Disponenten zu beachtenden Vorgaben rechtzeitig und eindeutig zu definieren.

---

128 Das Wort »Citotransporte« leitet sich vom lateinischen »cito« = schnell ab.

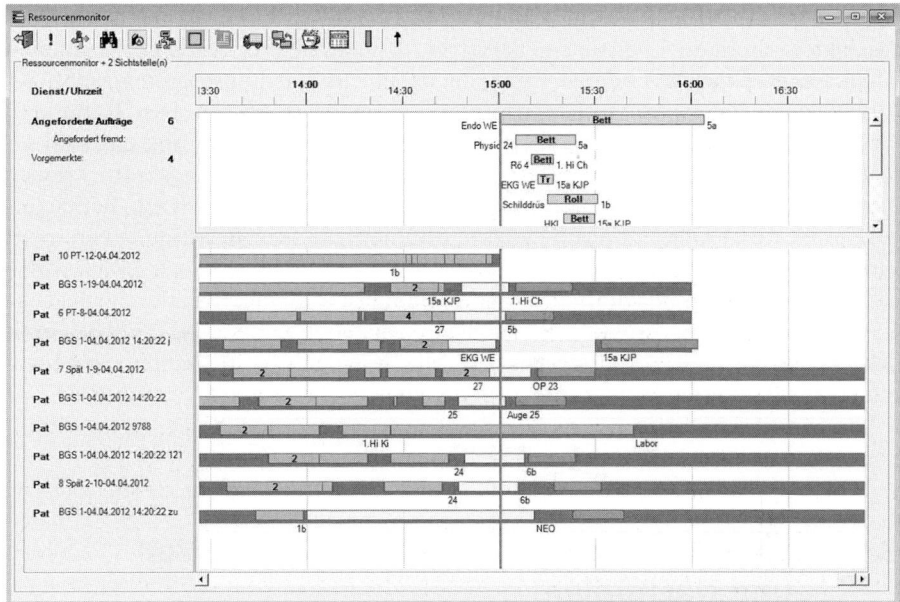

Abb. 10: Der Ressourcenmonitor der Logistiksoftware LOGBUCH

Für die Logistik besteht die Kunst darin, alle kritischen Einzelfälle pünktlich zu erfüllen und nur Verspätungen bei jenen Transporten und Terminen zuzulassen, die aus medizinischer und ökonomischer Sicht tolerabel sind. In Zukunft wird eine automatisch erstellte Logistik-Bilanz für das gesamte Krankenhaus zeigen, ob die Prioritäten richtig beachtet wurden.

Für einen Menschen ist es bei der Fülle an zu berücksichtigen Informationen kaum möglich, den Überblick zu behalten. Eine *Dispositionsautomatik* kann hierbei jedoch hilfreiche Dienste leisten. So übernimmt sie – je nach Einstellung – die Disposition der Routinetransporte oder die aller anfallenden Transporte. Sie hält sich dabei streng an das Schema, das für ein Krankenhaus mittels einer Vielzahl von Selektions-, Prozess- und Optimierungskriterien eingestellt wurde. Die Optimierungskriterien, wie z. B. die Pünktlichkeit, die schnellste Anfahrtszeit oder eine gleichmäßige Auslastung der Transporteure, können dabei natürlich hausindividuell gewichtet werden. Je nach Einsatzbereich und Tageszeit können unterschiedliche Optimierungsstrategien umgesetzt werden.

Der Dispositionsautomatik kommt es zu Gute, dass die heutigen Logistiksysteme inzwischen technisch so fortgeschritten sind, dass sie die durchschnittlichen Transportzeiten eigenständig lernen können und diese bei Veränderungen, z. B. durch den Ausfall eines Gebäudeaufzugs, automatisch anpassen.

Der Vorteil der manuellen Disposition kann ergänzend zum Tragen kommen, wenn in Ausnahmefällen die bestehenden Regeln übersteuert werden sollen, wobei der Disponent seiner Verantwortung stets gerecht werden muss.

In vielen Krankenhäusern werden die Werkzeuge und Methoden der Patientenlogistik zunehmend auch in *anderen Bereichen* eingesetzt. Es entstehen dadurch

Leitstellen, die für viele Aufgabengebiete in einem Krankenhaus zuständig sind. Auch hier erhöht die Logistik den Servicegrad. So kann z. B. bei defekten mobilen Medizintechnikgeräten oder Geräten, bei denen ein Wartungstermin ansteht, automatisch ein Transport zur Medizintechnik organisiert werden. Den Technikern werden so zusätzliche Wege erspart: Sie müssen den Geräten – und das sind oft viele Tausende – nicht mehr hinterher laufen. Auch die Reinigungskräfte können mit Hilfe mobiler Kommunikationsgeräte Spontanaufträge, z. B. zur Bettenaufbereitung, zur Desinfektion von Patientenzimmern oder zur Beseitigung von spontanen Verschmutzungen, erhalten.

Ziel der *Neuausrichtung* aller Prozessabläufe ist es schließlich, durch eine enge Verzahnung der medizinisch-pflegerischen Tätigkeiten mit den logistischen Servicebereichen optimale Voraussetzungen für die Versorgung der Patienten mit hohem patientenorientierten Servicegrad zu schaffen.

3.5 DRG-Kodierung, Kodiermodelle mit Vor- und Nachteilen

Die Wahl des richtigen Kodiermodells ist nicht nur im Hinblick auf die ökonomischen Auswirkungen von besonderer Relevanz. Es muss die Entscheidung gefällt werden, ob der Schwerpunkt der Kodieraktivitäten am Ende oder sogar nach Abschluss des stationären Aufenthalts durchgeführt wird oder eine fallbegleitende DRG-Dokumentation realisiert wird. Im Hinblick auf das tatsächliche Fallmanagement im Krankenhaus ist letztere zu bevorzugen, da sie eine bessere Verweildauersteuerung ermöglicht.

In den deutschen Krankenhäusern haben sich im Wesentlichen drei unterschiedliche Modelle etabliert, das Ärzte-Modell, das Koder-Modell sowie das Fallbegleiter-Modell. Die jeweiligen Vor- und Nachteile der drei Modelle sind in den ▶ Tab. 25, 26 und 27 zusammengefasst.

Beim *Ärztemodell* liegt die Kodierverantwortung bei den jeweiligen Stationsärzten. Diese führen die Kodierungen i. d. R. am Ende des stationären Aufenthalts selbst durch, im Anschluss erfolgt die Freigabe durch einen kodierverantwortlichen Facharzt der Abteilung.

Ein ähnliches Prinzip verfolgt das *Koder-Modell*, bei dem die Kodierung jedoch nicht von Ärzten, sondern von ausgebildeten Dokumentationsassistenten erfolgt, allerdings auch erst nach Abschluss der stationären Behandlung unter Hinzunahme der finalisierten Patientenakte.

Deutlich weiter geht das sog. *Fallbegleiter-Modell*, bei dem ebenfalls eine Kodierung durch Dokumentationsassistenten vorgenommen wird, aber die Erfassung bereits fallbegleitend während des stationären Aufenthaltes stattfindet. Im Hinblick auf die Steuerung des Patienten ermöglicht dieses Modell noch Einflussnahmen auf Dokumentationsmängel und die Verweildauer des Patienten, führt aber auch zu höheren Kosten.

Tab. 25: Vor- und Nachteile des Ärzte-Modells

Nachteile	Vorteile
• Hohes Risiko bei fehlenden oder falschen Kodierungen • Großer Schulungsaufwand, da i. d. R. hohe Personalfluktuation im ärztlichen Dienst • Zeitliche Belastung (u. U. Überstunden) • Eingeschränkte Rückmeldemechanismen (abhängig vom jeweiligen Entgeltverantwortlichen) • Risiko systematischer Fehler • Fehlende Motivation • Pflege-ICD-Listen veraltet, unvollständig	• Theoretisch »schnelle« Abrechnung, da nur wenige Zwischenstufen • Kein zusätzlicher Personalaufwand in der Verwaltung • Leistungserbringer/Stationsärzte sind direkt verantwortlich • Sensibilisierung der Ärzte für ökonomische Belange

Tab. 26: Vor- und Nachteile des Koder-Modells

Nachteile	Vorteile
• Sehr hoher Personalaufwand • Dokumentationslücken bedeuten Kodierungslücken • Retrospektiver Ansatz. Während des Aufenthalts kann kein Einfluss auf das Patientenmanagement genommen werden. Der Koder »reagiert« nur • Differenzialdiagnostische Beurteilung und Berücksichtigung bei der Kodierung erschwert • Ärzte verantworten den wirtschaftlichen Prozess nicht • Kodierung nur in wenigen Händen, Risiko bei Personalfluktuation der Know-how-Träger • Ärztliche Handschrift mitunter schwer lesbar	• Fachlich vollständige und korrekte Kodierung • Dokumentation und Kodierung sind identisch und vor dem MDK unangreifbar (minimiertes Risiko) • Dadurch schnellere Bearbeitung von Kostenträgerrückfragen, da ohne Rücksprache mit Abteilung zu bearbeiten • Alle in der Akte dokumentierten Leistungen sind kodiert • Zeitlich klar definierter Rechnungslauf (aber nicht zwingend schneller) • Geringerer Schulungsaufwand, da nur kleine Gruppe zu schulen ist (im Gegensatz zur gesamten Ärzteschaft)

Unabhängig vom gewählten Modell ist es unerlässlich, dass für jede medizinische Abteilung ein kodierverantwortlicher Ober- oder Facharzt benannt ist, der zum einen, die Patientenkodierungen freigibt und zum anderen die Verweildauersteuerung in der betreffenden Abteilung voranbringt und multipliziert.

Hierbei muss geklärt werden, ob die Funktion der Kodier- und Verweildauerverantwortung von ein und demselben Arzt letztverantwortlich koordiniert werden oder ob man diese beiden wichtigen Funktionen auf zwei ärztliche Mitarbeiter aufteilt, was – bei verantwortungsvoller Ausübung – je nach Abteilung und Struktur einen nicht unerheblichen Zeitbedarf mit sich bringen kann.

Tab. 27: Vor- und Nachteile des Fallbegleiter-Modells

Nachteile	Vorteile
• hoher Personalaufwand • Klärung der Zuständigkeiten mitunter schwierig (Abrechnung/Ärzte/Pflege) • hoher Einzelschulungsbedarf (DRG-Dokumentation, Case Management usw.) • Stationsnaher Arbeitsplatz erforderlich (häufig Raumproblematik), mobile Technik notwendig	• Durch Fallkenntnis sind sowohl eine vollständige Falldokumentation als auch Fallkodierung möglich (Aufdecken von Dokumentationslücken) • Verknüpfung Erlös- und Kosten-Controlling möglich • differenzialdiagnostische Betrachtung durch direkte Interaktion mit den behandelnden Ärzten möglich • Patientenmanagement durch direkte tagaktuelle Rückmeldung beeinflussbar • prospektiver Ansatz, da fortlaufende Kodierung und »Steuerung« eines Falles • Kombination mit Fall-/Case Management möglich • Entlastung der Ärzte von administrativen Tätigkeiten (administrative Unterstützung der Arztbriefschreibung)

3.6 Verweildauersteuerung

Zentrales Element für die Fallsteuerung ist eine zeitnahe und möglichst prospektive Kodierung. Nur dann ist es möglich, bereits während des stationären Aufenthalts des Patienten steuernd eingreifen zu können.

»Häufige Situation im DRG-Zeitalter ist, dass eine Steuerung der Patienten erst retrospektiv nach Entlassung durchgeführt werden kann. Den kodierenden Ärzten stehen während der Behandlungsphase keine detaillierten Informationen zur Verfügung, wie der Patient aus Erlössicht abgebildet sein wird. Dies führt dazu, dass [...] eine ökonomische Einschätzung des Falles nicht möglich ist. Auch die im Fallpauschalenkatalog hinterlegte mittlere Verweildauer sowie obere und untere Grenzverweildauern sind [...] fallspezifisch nicht bekannt, da die Ermittlung der abzurechnenden DRG erst nach Entlassung mit den Entlassungsdiagnosen erfolgt.«[129]

Durch die Etablierung einer prospektiven Kodierung wird die Steuerung der Patientenfälle möglich. Um diese umzusetzen, müssen die Verantwortlichkeiten und »Prozessschritte« der Kodierung – unter Berücksichtigung des gewählten Kodiermodells – klar geregelt sein. Nur so lassen sich hinreichend verlässliche vorläufige DRG-Ergebnisse mit damit verbundenen Katalogverweildauern ermitteln.

---

129 Rapp B: Leistung, 2004, S. 707.

1. Aufnahmesituation
   a. Definition der Verdachtsdiagnose = Aufnahmediagnose = vorläufige Hauptdiagnose
   b. Möglichst alle vorhandenen Begleiterkrankungen erfassen
   c. Prüfung des ambulanten Potenzials (AOP) nach § 115b SGB V bei geplanten Operationen bzw. Prüfung sonstiger stationärer Substituierbarkeit
   d. Durchführung einer Verweildauer-Schätzung
   e. Dokumentation von OPS-Schlüsseln, die im Rahmen der Aufnahmesituation durchgeführt werden, z. B. Intubation, Reanimation, Lumbalpunktion
2. Während der Behandlung
   a. Hauptdiagnose laufend prüfen und anpassen
   b. Komplikationen und Begleiterkrankungen bei vorhandenem Aufwand erfassen
   c. OPS-Schlüssel (OP-Bereich, Funktionsbereiche, Station) direkt nach Durchführung erfassen
   d. Tägliche Entlassungsplanung

Sofern die Patientendaten und behandlungsrelevanten Informationen im System erfasst sind, lässt sich eine prospektive Gruppierung durchführen und die IST-Verweildauer mit den Katalogverweildauern vergleichen. Hierbei unterscheidet man die in ▶ **Abb. 11** genannten Bereiche.

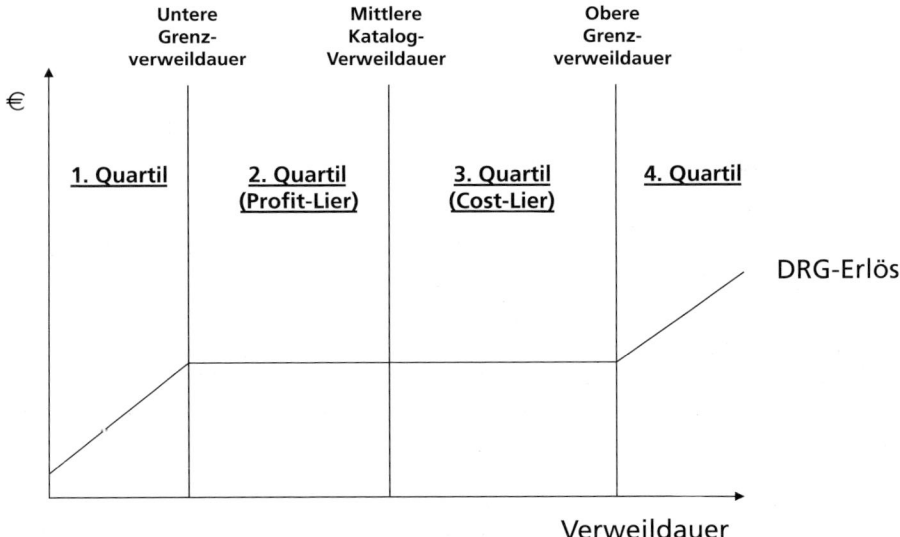

Abb. 11: Steuerungsrelevante Verweildauerkorridore

Man kann vier Quartile voneinander differenzieren. Das erste Quartil umfasst Patienten, die sich zwischen Aufnahme und Erreichen der unteren Grenzverweildauer befinden. Für diese Patienten muss mit einem Abschlag gemäß Fallpauschalenkatalog gerechnet werden. Im Einzelfall ist zu entscheiden, ob trotz Abschlägen,

z. B. aufgrund einer dadurch möglichen erhöhten Patientenzahl, ein wirtschaftlicher Betrieb möglich ist.

Das zweite Quartil sind die sog. *Profit-Lier*, also Patienten, mit denen das durchschnittliche Krankenhaus einen positiven Deckungsbeitrag generiert, da die Erlöse höher als die Kosten sind. Diese Patienten befinden sich zwischen der unteren Grenzverweildauer und mittleren Katalogverweildauer, auf Basis derer der DRG-Erlös kalkuliert ist.

Das dritte Quartil umfasst die sog. *Cost-Lier*. Diese befinden sich zwischen mittlerer Verweildauer und oberer Grenzverweildauer, haben aber den durchschnittlichen Break-Even-Punkt bereits überschritten und verursachen i. d. R. höhere Kosten als das Krankenhaus Erlöse erwirtschaftet. Diese Patienten sind für die Verweildauersteuerung besonders relevant, da hier eine die zu realisierenden ökonomischen Effekte besonders hoch sind.

Das vierte Quartil betrifft die Patienten, welche die obere Grenzverweildauer erreicht oder überschritten haben. Für diese Patienten kann das Krankenhaus einen Zuschlag gemäß DRG-Katalog abrechnen. Dies darf aber nicht zu dem Trugschluss führen, dass hierbei Kostendeckung vorliegt. Zum einen wurden bereits zwischen mittlerer Katalogverweildauer und Erreichen der oberen Grenzverweildauer im Durchschnitt bereits Verluste erwirtschaftet, zum anderen werden die Zuschläge für die Überschreitung der oberen Grenzverweildauer auch heute noch für viele DRG vom InEK pauschal ermittelt und nicht kostendeckend kalkuliert. Die zu generierenden Zuschläge mindern also nur den Verlust des Krankenhauses, der mit jedem Tag Überschreitung höher wird. Hinzu kommt die hohe Wahrscheinlichkeit einer MDK-Prüfung, die zum Ziel hat, Verweildauertage zu reduzieren.

Die meisten Krankenhausinformationssysteme bieten die Möglichkeit, patientenbezogen die Patientenverweildauern tagaktuell darzustellen. Exemplarisch kann dies an der Orbis/AGFA DRG-Ampel erläutert werden (► **Abb. 12**; Farben in Grautönen dargestellt).

Durch eine Farbkodierung der Patienten wird es möglich, täglich zu erkennen, wo welcher Patient in Bezug auf die zu erwartende Abrechnungs-Fallpauschale steht.

Hierbei bedeutet:

- Rot (mittelgrau) = Obere Grenzverweildauer erreicht oder überschritten
- Gelb (hellgrau) = Patienten zwischen mittlerer Verweildauer und oberer Grenzverweildauer (»Cost-Lier«)
- Grün (dunkelgrau) = Patienten zwischen unterer Grenzverweildauer und mittlerer Verweildauer (»Profit-Lier«)
- Blau (schwarz) = untere Grenzverweildauer erreicht oder unterschritten

Je nach Organisationsmodell kann mit diesen Listen gearbeitet werden, z. B.:

- im Rahmen der ärztlichen Frühbesprechung,
- bei der ärztlichen Visite (Stations-/OA- und/oder Chefarzt),
- im Rahmen der pflegerischen Übergabe und/oder,
- für Nachfragen des Zentralen Belegungsmanagements.

Urologie		8.5.2012

☐ Anz. entl. Patienten ☐ gepl. Entl. ☒ Fs.

Station	Patient	FallNr	Aufenthalt	DRG	Status	Entlassdatum	VWD	UGV	DVWD	OGV
C5	Mustermann, Erich *01.07.1923		26.04.2012 11:07 - 08.05.2012 (S)	L04C	vorl		12	2	9.1	18
U1	Musterfrau, Andrea *11.11.1911		02.05.2012 07:07 - 08.05.2012 (S)	M04D	vorl		6	1	3.3	7
C5	Mustermann, Georg *27.06.1924		02.05.2012 21:34 - 08.05.2012 (S)	L68B	vorl		6	1	4.4	11
U1	Mustermann, Hans *31.04.1947		03.05.2012 11:27 - 08.05.2012 (S)	L64A	vorl		5	1	3.5	8
	Musterfrau, Erika *01.05.1976		07.05.2012 09:03 - 08.05.2012 (S)	960Z	vorl		1	0	.0	0
C5	Mustermann, Roland *03.02.1962		04.05.2012 09:14 - 08.05.2012 (S)	L64A	vorl		4	1	3.5	8
	Mustermann, Peter *03.05.1967		05.05.2012 11:12 - 08.05.2012 (S)	L64A	vorl		3	1	3.5	8
U1	Musterfrau, Peggy *08.08.1945		30.04.2012 06:46 - 08.05.2012 (S)	L13B	vorl		8	2	8.8	14
	Mustermann, Emil *01.06.1947		03.05.2012 09:23 - 08.05.2012 (S)	L05B	vorl		5	1	5.9	12
	Musterfrau, Anja *11.12.1978		29.04.2012 13:21 - 08.05.2012 (S)	M01B	vorl		9	2	9.9	16
C5	Mustermann, Christian *27.04.1965		07.05.2012 18:00 - 08.05.2012 (S)	L64B	vorl		1	1	2.6	5
	Mustermann, Helmut *30.03.1964		06.05.2012 09:45 - 08.05.2012 (S)	M61Z	vorl		2	1	3.8	9
K2	Musterfrau, Emilia *01.05.1975		02.05.2012 08:02 - 08.05.2012 (S)	L04B	vorl		6	2	8.3	16
U1	Mustermann, Richard *03.06.1955		05.05.2012 13:13 - 08.05.2012 (S)	L63F	vorl		3	1	5.3	11
C5	Mustermann, Paul *03.08.1972		07.05.2012 07:01 - 08.05.2012 (S)	L62B	vorl		1	1	4.1	10
U1	Musterfrau, Katja *08.08.1918		02.05.2012 08:21 - 08.05.2012 (S)	L04C	vorl		6	2	9.1	18
	Mustermann, Heinz *07.03.1965		06.05.2012 18:49 - 08.05.2012 (S)	L63F	vorl		2	1	5.3	11
	Mustermann, Karsten *04.11.1988		07.05.2012 06:45 - 08.05.2012 (S)	M60C	vorl		1	1	4.3	10

_o_n_b
PO
en_PO
_POM
itig_Anz
itig_Einz
Anzahl_
gesamt_

Hilfe

Export

Abb. 12: DRG-Ampel im Krankenhausinformationssystem ORBIS

Als ein zentrales Problem zeigt sich in der Praxis aber weniger der Umgang mit derartigen Listen, sondern eher die Organisation des Prozesses, wie diese Auswertungen an die verantwortlichen Ärzte gelangen. Meist bleibt im Arbeitsalltag wenig bis keine Zeit, diese Listen von den Ärzten eigenständig täglich generieren zu lassen. Ideal lässt sich der Prozess mit Unterstützung der Chefarztsekretariate organisieren, welche täglich für die Frühbesprechung oder Visite(n) die Auswertungen der Verweildauersteuerung ausdrucken und den Ärzten zur Verfügung stellen.

Wie in ▶ **Kap. 3.5** bereits ausgeführt, kann es auch sinnvoll sein, für jede Abteilung einen verweildauerverantwortlichen Arzt zu benennen. Dies sollte von der Qualifikation mindestens ein Fach- oder Oberarzt sein. Dieser hat die Aufgabe, z. B. mit Hilfe der DRG-Ampel eine tägliche Überprüfung der Verweildauern der Abteilung vorzunehmen und bei Auffälligkeiten einzelner Patienten mit dem verantwortlichen Stationsarzt Rücksprache zu halten. Neben der hierdurch zu erreichenden Sensibilisierung können über ein solches Modell sehr gut strukturelle, z. T. bereichsübergreifende Defizite aufgedeckt werden (z. B. Terminengpässe in der Funktionsdiagnostik, Probleme bei der Arztbriefschreibung).

Neben einer tagaktuellen Steuerung der aktuell behandelten Patienten ist zudem ein aussagekräftiges *Berichtswesen* für die Weiterentwicklung der medizinischen Abteilungen und Abläufe essenziell erforderlich. Hierbei treten unterschiedliche Probleme auf, die sich u. a. auch mit einer entsprechenden Abwehrhaltung begründen lassen. Vielfach ist es leichter, Gründe zu finden, warum die Verweildauer nicht weiter reduziert werden kann, als sich als Verantwortlicher konzeptionell dieser Thematik zu widmen. Die mögliche Verkürzung der Verweildauer wird von den medizinisch Verantwortlichen mit unterschiedlichen Argumenten in Frage gestellt, z. B.:

- Lange Intensivaufenthalte,
- Häufige interne Verlegungen,
- Ergänzende Diagnostik (z. B. Röntgen, kardiologische Funktionsdiagnostik) nicht oder nicht rechtzeitig verfügbar.

Wie sich diese Parameter auf die statistischen Verweildauergrößen auswirken, zeigt exemplarisch ► **Tab. 28**, in der Verweildauern desselben Patientenkollektivs nach unterschiedlichen Kriterien gefiltert wurden.

Tab. 28: Beispiel-Rechnung für Einflussgrößen auf die Verweildauerentwicklung

	IST-VWD	Mittl.-Kat. VWD abger. DRG	
VWD	9,343	8,2704	1,073
VWD ohne interne Verlegung	8,013	7,612	0,402
Differenz	-1,330	-0,659	
VWD	9,343	8,2704	1,073
VWD ohne OP	8,318	7,401	0,917
Differenz	-1,025	-0,870	
VWD	9,343	8,2704	1,073
VWD ohne OP; ohne interne Verlegung	7,237	6,862	0,374
Differenz	-2,106	-1,408	
VWD	9,343	8,2704	1,073
VWD ohne ITS	5,926	6,049	-0,123
Differenz	-3,417	-2,221	
VWD	9,343	8,2704	1,073
VWD ohne OP; ohne interne Verlegung; ohne ITS	4,780	5,154	-0,375
Differenz	-4,563	-3,116	
VWD	9,343	8,2704	1,073
VWD nur operierte Pat.	10,082	9,067	1,015

Das Berichtswesen muss versuchen, sich mit den genannten Gründen differenziert auseinanderzusetzen und diese transparent darzustellen. Dies kann Argumente liefern, warum ggf. interne Optimierungen der Abläufe notwendig sind. In dem in ▶ **Tab. 28** gegebenen Beispiel zeigt sich, dass selbst ohne Berücksichtigung der Fälle, die mindestens einmal intern verlegt wurden, die Verweildauer der Abteilung im Durchschnitt ca. 0,4 Tage über der mittleren Verweildauer der abgerechneten DRG liegt.

Letztlich darf aber nicht vergessen werden, dass interne Verlegungen und Aufenthalte auf der Intensivstation in der DRG-Kalkulation enthalten sind. Man sollte sich durch einfaches Weglassen dieser besonderen Patienten die Verweildauer nicht künstlich schön rechnen.

Es muss angestrebt werden, dass insbesondere die Zahl der (haus-)internen Verlegungen auf ein Minimum begrenzt wird, da hier nur eine Fallpauschale zur Abrechnung kommt und durch den Verlegungsvorgang weitere Ineffizienzen entstehen können.

3.7 Fallzusammenführungen

Gerade bei der Steuerung der Patienten spielt auch die enge Berücksichtigung der spezifischen Regelungen der Fallpauschalenvereinbarung eine zentrale Rolle. Für zeitlich sehr eng zusammenliegende Krankenhausaufenthalte wurde in der Fallpauschalenvereinbarung die sog. Wiederaufnahmeregelung festgelegt. Hierbei lassen sich drei unterschiedliche Regelungen unterscheiden:

1. »Das Krankenhaus hat eine Zusammenfassung der Falldaten zu einem Fall und eine Neueinstufung in eine Fallpauschale vorzunehmen, wenn
   1. ein Patient oder eine Patientin innerhalb der oberen Grenzverweildauer, bemessen nach der Zahl der Kalendertage ab dem Aufnahmedatum des ersten unter diese Vorschrift zur Zusammenfassung fallenden Krankenhausaufenthalts, wieder aufgenommen wird und
   2. für die Wiederaufnahme eine Einstufung in dieselbe Basis-DRG vorgenommen wird.«[130]

Mit dieser Regelung soll verhindert werden, dass die stationäre Behandlung durch das Krankenhaus auf mehrere abzurechnende Aufenthalte aufgeteilt wird (Fallsplitting).

2. »Eine Zusammenfassung der Falldaten zu einem Fall und eine Neueinstufung in eine Fallpauschale ist auch dann vorzunehmen, wenn
   1. ein Patient oder eine Patientin innerhalb von 30 Kalendertagen ab dem Aufnahmedatum des ersten unter diese Vorschrift zur Zusammenfassung fallenden Krankenhausaufenthalts wieder aufgenommen wird und

---

130 Fallpauschalenvereinbarung 2012, § 2 Abs. 1.

2. innerhalb der gleichen Hauptdiagnosegruppe (MDC) die zuvor abrechenbare Fallpauschale in die »medizinische Partition« oder die »andere Partition« und die anschließende Fallpauschale in die »operative Partition« einzugruppieren ist.«[131]

Mit dieser Regelung soll explizit vermieden werden, dass ein zu operierender Patient (operative Partition) in einem eigenen stationären Aufenthalt mit eigener DRG (medizinische oder andere Partition) vorbereitet werden. Analog zur ersten Regel ist dies eine rein technische Prüfung. Das bedeutet, unter Umständen fallen auch Fallkonstellationen unter diese Regelung, bei denen medizinisch überhaupt kein Zusammenhang besteht.

Beispiel:
Erster Aufenthalt wegen Angina pectoris bei KHK ohne Herzkatheteruntersuchung (medizinische Partition), *zweiter Aufenthalt* wegen Varizen-Operation (operative Partition). Beginnt der zweite Aufenthalt innerhalb von 30 Tagen nach Beginn des ersten Aufenthalts, sind diese Fälle zwingend zu einem Abrechnungsfall zusammenzufassen.

3. »Werden Patienten oder Patientinnen, für die eine Fallpauschale abrechenbar ist, wegen einer in den Verantwortungsbereich des Krankenhauses fallenden Komplikation im Zusammenhang mit der durchgeführten Leistung innerhalb der oberen Grenzverweildauer, bemessen nach der Zahl der Kalendertage ab dem Aufnahmedatum des ersten unter diese Vorschrift zur Zusammenfassung fallenden Aufenthalts, wieder aufgenommen, hat das Krankenhaus eine Zusammenfassung der Falldaten zu einem Fall und eine Neueinstufung in eine Fallpauschale vorzunehmen.«[132]

Was bei vielen Mitarbeitern im Krankenhaus nicht bekannt ist, ist die Tatsache, dass es von der ersten und zweiten Wiederaufnahmeregel auch Ausnahmen gibt. Eine Zusammenfassung und Neueinstufung der Fälle wird nämlich nicht vorgenommen, wenn einer der Krankenhausaufenthalte mit einer Fallpauschale abgerechnet werden kann, die bei Versorgung in einer Hauptabteilung in Spalte 13 des Fallpauschalen-Katalogs gekennzeichnet ist (▶ **Abb. 13**).

Zu den DRG, die von den ersten beiden Wiederaufnahmeregelungen ausgenommen sind, zählen u. a. (jeweils teilweise):

- Onkologische Erkrankungen/Neubildungen
- Transplantationen
- Beatmungen
- Strahlentherapie
- Neugeborene
- Schmerztherapie

---

131 Ebenda, § 2 Abs. 2.
132 Ebenda, § 2 Abs. 3.

- Niereninsuffizienz
- Fehler-DRG

Für die dritte Wiederaufnahmeregelung (Komplikation) wurden ebenfalls Ausnahmen definiert. Eine Zusammenfassung und Neueinstufung wird hierbei nicht vorgenommen bei unvermeidbaren Nebenwirkungen von Chemotherapien und Strahlentherapien im Rahmen onkologischer Behandlungen.[133]

Bei den ausgenommenen Krankheitsbildern handelt es sich i. d. R. um lange stationäre Aufenthalte, die häufig auch durch mehrere interne Verlegungen verlängert werden. Die Tatsache, dass die Wiederaufnahmeregelung hierbei nicht gilt, d. h. für diese Behandlungen auch u. U. mehrere DRG-Fälle abgerechnet werden könnten, wird im Hinblick auf das Fallmanagement in den meisten Krankenhäusern nicht genutzt. Es ist wichtig, durch prospektives Grouping diese Sachverhalte im Behandlungsablauf aufzudecken bei der Patientensteuerung zu berücksichtigen.

G-DRG-Version 2012

Fallpauschalen-Katalog
Teil a) Bewertungsrelationen bei Versorgung durch Hauptabteilungen

DRG	Partition	Bezeichnung[6]	Bewertungsrelation bei Hauptabteilung	Ausnahme von Wiederaufnahme[4]
1	2	3	4	13
G48B	A	Koloskopie mit äußerst schweren oder schweren CC, komplizierendem Eingriff oder Alter < 15 Jahre, mit komplizierender Diagnose, ohne schwere Darminfektion, außer bei Zustand nach Organtransplantation	1,107	
G48C	A	Koloskopie ohne wenig komplexe Koloskopie mit äußerst schweren oder schweren CC, komplizierendem Eingriff oder Alter < 15 Jahre, ohne komplizierende Diagnose, ohne schwere Darminfektion, außer bei Zustand nach Organtransplantation	0,825	
G50Z	A	Gastroskopie ohne wenig komplexe Gastroskopie bei nicht schweren Krankheiten der Verdauungsorgane, mit äußerst schweren oder schweren CC, Alter > 14 Jahre	0,984	
G52Z	A	Geriatrische frührehabilitative Komplexbehandlung bei Krankheiten und Störungen der Verdauungsorgane	2,619	
G60A	M	Bösartige Neubildung der Verdauungsorgane, mehr als ein Belegungstag, mit äußerst schweren CC	0,587	x
G60B	M	Bösartige Neubildung der Verdauungsorgane, ein Belegungstag oder ohne äußerst schwere CC	0,420	x
G64A	M	Entzündliche Darmerkrankung oder andere schwere Erkrankungen der Verdauungsorgane, mit äußerst schweren CC	1,415	
G64B	M	Entzündliche Darmerkrankung, Alter < 18 Jahre oder Alter > 69 Jahre	0,597	
G64C	M	Entzündliche Darmerkrankung, Alter > 17 Jahre und Alter < 70 Jahre	0,609	
G65Z	M	Obstruktion des Verdauungstraktes	0,527	
G66Z	M	Abdominalschmerz oder mesenteriale Lymphadenitis, Alter > 55 Jahre und mit CC	0,600	
G67A	M	Ösophagitis, Gastroenteritis, gastrointestinale Blutung, Ulkuserkrankung und verschiedene Erkrankungen der Verdauungsorgane mit bestimmter komplizierender Diagnose oder mit komplexer Prozedur oder mit Dialyse	0,715	

Abb. 13: Ausnahme von Wiederaufnahme (Auszug aus Fallpauschalenkatalog 2012: G48B bis G67A)

133 GKV-Spitzenverband/Verband der privaten Krankenversicherung/Deutsche Krankenhausgesellschaft: Fallpauschalenvereinbarung, 2012, § 2 Abs. 3 Satz 2.

3.8 Zentrenbildung

Eine weitere Herausforderung für das Fallmanagement ist die zunehmende Etablierung von medizinischen Zentren. Besonderheit hierbei ist es, dass es für die Betreuung und Behandlung der Patienten zum Teil klare inhaltliche und strukturelle Voraussetzungen gibt, die verbindlich zu beachten bzw. einzuhalten sind. Grundsätzlich können zwei Arten von Zentren unterschieden werden:

Zertifizierte *Krebszentren* sind von der Deutschen Krebsgesellschaft (DKG) ausgezeichnete Einrichtungen, die hohe Anforderungen bei der Versorgung onkologischer Patienten erfüllen. Diese Zentren haben sich einem Zertifizierungsverfahren unterzogen, das durch das unabhängige Institut OnkoZert betreut wird. Bei den Krebszentren ist zwischen Organkrebszentren, in denen häufige Tumorarten wie Brustkrebs, Darmkrebs und Prostatakrebs behandelt werden, und Onkologischen Zentren, in denen die Betreuung von mehreren Tumorerkrankungen stattfindet, zu unterscheiden.

Auch außerhalb der onkologischen Versorgung bilden sich zunehmend weitere *medizinischen Zentren*, die eine standardisierte Versorgungsqualität anstreben. Hierzu zählen bspw. das relativ neue Label »Endozert« für die Endoprothesenversorgung, das Gefäßzentrum der Deutschen Gesellschaft für Angiologie, der Deutschen Gesellschaft für Gefäßmedizin und der Deutschen Röntgengesellschaft, oder das Beckenbodenzentrum als interdisziplinäres Behandlungszentrum, in dem Patienten mit Erkrankungen und Funktionsstörungen des Beckenbodens und der Beckenorgane ganzheitlich versorgt werden.

Allen Zentren, seien es onkologische oder andere medizinischen Zentren, ist gemein, dass für sie hohe spezifische, fachliche sowie organisatorische Anforderungen bestehen. Allein der Erhebungsbogen für onkologische Zentren umfasst 56 Seiten. Der Umfang der Maßnahmen lässt sich an den Erhebungs-Items 1.2.2 (Tumorkonferenz) und 10.5 (Dokumentationsbeauftragter) beispielhaft demonstrieren (▶ **Tab. 29 und 30**).[134]

Da i. d. R. in einem Krankenhaus mehrere Zentren parallel gegründet werden bzw. bestehen, ist zu empfehlen, sich im Vorfeld in Bezug auf die Organisation ausführliche konzeptionelle Gedanken machen. Die Eckparameter hierfür sind in ▶ **Tab. 31** zusammengestellt.

Aufgrund der unterschiedlichen Arten von Zentren muss auf eine detaillierte Darstellung an dieser Stelle verzichtet es werden. Am Beginn jeder Zentrumsbildung sollte die Schaffung einer interdisziplinären Projektgruppe stehen, was beispielhaft schon an der Etablierung des Integrierten Aufnahmekonzeptes erläutert wurde (siehe u. a. ▶ **Tab. 3 und 4**).

---

134 Erhebungsbogen für onkologische Zentren der Deutschen Krebsgesellschaft, Version vom 31.03.2011.

Tab. 29: Voraussetzungen für Tumorkonferenzen

1.2.2[135]	**Zyklus/Teilnehmer**

Es muss mindestens 1 x wöchentlich eine Tumorkonferenz stattfinden.

Für folgende Fachrichtungen ist eine Teilnahme auf Facharztebene an der Konferenz zwingend:
- Diagnostisches, operatives und medikamentöses Fachgebiet (organspezifisch)
- Radioonkologie
- Hämato-/Onkologie
- Radiologie
- Pathologie

Bedarfsgerecht sind assoziierte Fachbereiche (z. B. Psychoonkologie, Pflege, Studienkoordination, Apotheker) und in der Palliativsituation tätige Fachrichtungen (Palliativmedizin, Neurologie, Neurochirurgie, Chirurgie, Schmerztherapie, Orthopädie u. a.) in die Tumorkonferenz einzubeziehen.

Sind für eine Fachrichtung mehrere Kooperationspartner benannt, dann ist die Anwesenheit eines Vertreters ausreichend, wenn zwischen diesen ein geregelter Informationsaustausch eingerichtet ist (z. B. über Qualitätszirkel). Jeder Kooperationspartner hat unabhängig davon an mind. 30 % der Tumorkonferenzen teilzunehmen.

Tab. 30: Voraussetzungen für Dokumentationsbeauftrage

10.5[136]	**Dokumentationsbeauftragter**

Es ist mindestens 1 Dokumentationsbeauftragter zu benennen, der die Verantwortung für die Tumordokumentation trägt.

Folgende Aufgaben obliegen dem Dokumentationsbeauftragten:
- Prüfung der Qualität der interdisziplinären Dokumentation
- Motivation zur sektorenübergreifenden Kooperation der mitwirkenden Fachgebiete im Krebsregister (pathologische Befunde, strahlentherapeutische und medikamentöse Behandlungen)
- Sicherstellung und Überwachung der zeitnahen, vollständigen und korrekten Erfassung der Patientendaten
- Qualifizierung und Unterstützung des für die Datenerfassung tätigen Personals
- Regelmäßige Bearbeitung von Auswertungen, insb. des Jahresabschlusses

Tab. 31: Eckparameter für eine erfolgreiche Zentrenorganisation

Eckparameter	Bereich
Klare Trennung zwischen Etablierung eines Zentrums (durch Qualitätsmanagement begleitet) von operativer Betreuung des Zentrums (durch Dokumentationsassistenten organisiert)	Zentren
Pooling der Dokumentationsassistenten (d. h. eigene organisatorische Einheit statt feste Zuordnung zu einzelnen Abteilungen)	Zentren

135 Ebenda, S. 13.
136 Ebenda, S. 51 f.

3.9 Arbeitsverteilung zwischen den Berufsgruppen

Aufgrund des zunehmenden Ärztemangels bei gleichzeitiger Arbeitsverdichtung in den Krankenhäusern wird zunehmend die Frage aufgeworfen, inwieweit eine Änderung der Arbeitsverteilung zwischen dem ärztlichen und pflegerischen Arbeitsfeld sinnvoll und rechtlich zulässig ist. Dies kann die Abläufe auf den Stationen und in den Funktionsbereichen und OP deutlich vereinfachen, da klare Zuständigkeiten u. a. Wartezeiten ersparen können und Effizienzgewinne mit sich bringen.

Unstreitig ist, dass Ärzte Aufgaben auf nichtärztliche Mitarbeiter delegieren können. Was im Einzelnen delegationsfähig ist, kann sich zum einen aufgrund von (neuen) Berufsbildern (z. B. Gefäßassistent, Physician Assistent, OTA) o. Ä. ergeben, in denen es im Rahmen des Ausbildungscurriculums enthalten ist, oder auch am geltenden »medizinischen Standard« orientieren. Letzterer Punkt ist insofern problematisch, da er interpretationsfähig ist und nicht klärt, welche Tätigkeiten tatsächlich unter einen Arztvorbehalt fallen, d. h. ausschließlich durch einen (Fach-)Arzt zu erbringen sind.

»[...] Vorangetrieben wurde die Diskussion über Delegation und Substitution ärztlicher Leistung 2007 durch das Gutachten des Sachverständigenrats zur Begutachtung der Entwicklung im Gesundheitswesen. Hierin werden eine Neuordnung der Zusammenarbeit der Gesundheitsberufe und die Beendigung der Arztzentriertheit der Krankenversorgung gefordert. Der 111. Deutsche Ärztetag nahm die Diskussion auf und wandte sich gegen Modellvorhaben, die auf Arztersatz (Substitution) und Aufweichung des Facharztstandards in Diagnostik und Therapie hinauslaufen. Die Delegation ärztlicher Tätigkeit sei in gewissen Grenzen zulässig. In Richtlinien zu den »Möglichkeiten und Grenzen der Delegation ärztlicher Leistung« präzisierten Bundesärztekammer (BÄK) und Kassenärztliche Bundesvereinigung (KBV) im Oktober 2008 ihre Vorstellungen. Als höchstpersönliche, nicht delegierbare ärztliche Leistungen werden dort genannt:

- Anamnese
- Indikationsstellung
- Untersuchung des Patienten einschließlich der invasiven diagnostischen Leistungen
- Stellen der Diagnose
- Aufklärung und Beratung des Patienten
- Entscheidung über die Therapie
- Durchführung invasiver Therapien einschließlich der Kernleistungen operativer Eingriffe.

Darüber hinaus scheint auch für BÄK und KBV vieles auf nichtärztliche Mitarbeiter delegierbar, sofern sich der Arzt von der ausreichenden Qualifikation der medizinischen Fachkraft überzeugt hat. Explizit von einer Delegation ausgenommen werden z. B. Leistungen der Endoskopie und der Sonografie, aber auch die Tätigkeit der ersten OP-Assistenz. Eine eindeutige juristische Abgrenzung zwischen dem, was dem ärztlichen Handeln vorbehalten ist, und dem, was delegiert oder sogar substituiert werden kann, gibt es nicht.«[137]

Diese Situation macht die Umsetzung schwierig und bedarf, dass man die Delegation ärztlicher Tätigkeiten in ausreichendem Maße rechtlich würdigt. Bei der

---

137 Gerst T, Hibbeler B: Fachberufe, 2010, A-596.

rechtlichen Bewertung der Aufgabendelegation bestehen sowohl eine Anordnungsverantwortung als auch eine Durchführungsverantwortung. Hieraus können sich
Organisationsverschulden oder Übernahmeverschulden ergeben.

Bei der *Anordnungsverantwortung* trägt »der oder die Delegierende [...] die
Verantwortung für die richtige Anordnung der Maßnahme und für die Auswahl
des richtigen die Delegierungsadressaten.«[138] Es gelten allgemeine Sorgfaltspflich-
ten hinsichtlich adäquater Auswahl und Überwachung von Mitarbeiterinnen und
Mitarbeitern. »Im Zweifel müssen die Fähigkeiten des Mitarbeiters überprüft
werden oder er oder sie haben eine entsprechende Aus-, Fort- oder Weiterbildung
absolviert und die Tätigkeit gehört in den Zuständigkeitsbereich des Mitarbeiters
oder der Mitarbeiterin, dann kann diese Maßnahme delegiert werden.«[139]

Die *Durchführungsverantwortung* meint, dass »der- oder Diejenige, der/die
eine Maßnahme ausführt, [...] die Verantwortung für die korrekte Durchführung
und [...] unter Umständen auch persönlich bei fehlerhafter Ausführung [haftet]«[140].

Organisationsverschulden bedeutet, dass Handlungen einer Hilfskraft einer
übergeordneten Stelle zuzurechnen sind. In den typischen Anwendungsfällen wird
damit ein Fehler eines Angestellten dem Arbeitgeber angelastet. Um Organisationsverschulden zu vermeiden, müssen mehrere Parameter erfüllt sein. »Die Delegation ist so zu gestalten, dass die betriebsbezogenen Pflichten voraussichtlich
eingehalten werden können. Der Geschäftsleiter muss seine Mitarbeiter je nach
den Anforderungen auf der Stelle sorgfältig auswählen und sich über ihre gesetzlichen Vorschriften unterrichten, den Verantwortungsbereich eindeutig festlegen
und Kompetenzüberschneidungen vermeiden, genügend Zeit für die Beachtung
der Pflichten lassen. Der Geschäftsleiter muss darauf achten, dass die technischen
Einrichtungen in einem einwandfreien Zustand sind, damit die Rechtspflichten
beachtet werden können. Die Pflichten müssen aufgabengerecht delegiert
werden.«[141] Wichtig in diesem Zusammenhang ist, dass »der Geschäftsleiter eine
Kontrollpflicht [...] gegenüber seinen Aufsichtspersonen hat. Er kann also nicht
seine Aufsichtspflicht auf Beauftragte delegieren und sich von der Oberaufsicht
befreien [...]«[142] Da hieraus auch zum Teil persönliche Haftungssituationen entstehen können, empfiehlt es sich allein deswegen, das Vorgehen der Delegation
sowohl mit Haftpflichtversicherung als auch Experten-Anwalt abzuklären.

Vom Organisationsverschulden abzugrenzen ist das *Übernahmeverschulden*.
Dieses »trifft denjenigen, der eine Maßnahme übernimmt, ohne die dafür notwendigen Fachkenntnisse zu haben. Deshalb kann bei berechtigten Bedenken des
Mitarbeiters die Durchführung dieser Tätigkeit abgelehnt werden, ohne dass dies
als Arbeitsverweigerung zu werten ist. Eine Nachqualifizierung durch entsprechende Fortbildungen kann sowohl vom Arbeitnehmer einerseits als auch vom

---

138 Bachstein E: Delegation, 2005, S. 547.
139 Ebenda.
140 Ebenda.
141 Rack M: Organisationsverschulden, 2009, S. 19.
142 Ebenda, S. 20.

Arbeitgeber andererseits verlangt werden, wenn diese Tätigkeit in den Aufgabenbereich des Mitarbeiters fällt oder zukünftig fallen soll.«[143]

In Bezug auf eine organisatorische Umsetzung der Aufgabendelegation sollten
daher folgende Hinweise berücksichtigt werden:

- Abstimmung der zu delegierenden Aufgaben mit der zuständigen Haftpflicht-
  versicherung des Krankenhauses
- Schriftliche Festlegung der zu übertragenden Tätigkeiten mit Unterschrift des
  Mitarbeiters und Gegenzeichnung des medizinisch verantwortlichen Arztes
- Bereitschaft des Mitarbeiters für Tätigkeiten (z. B. durch vorhandene formale
  Qualifikation). Sollte von Seiten des Mitarbeiters Schulungsbedarf eingefordert
  werden, sollte zwischen Mitarbeiter und Krankenhaus schriftlich festgelegt
  werden, dass nach der Schulung und entsprechender Übung die Tätigkeit selbstständig übernommen wird.
- Der Patient sollte grundsätzlich darüber aufgeklärt werden, dass Tätigkeiten
  von nicht-ärztlichem Personal übernommen wird. Die Aufklärung ist zu dokumentieren.

Konkret sollten die folgenden Punkte beachtet werden:

a. Welche Tätigkeiten grundsätzlich delegiert werden können, sollte gemäß der
   o. g. Ausführungen zum Organisationsverschulden von der Krankenhausleitung
   festgelegt werden.
b. Die konkrete Befugnis zur Anordnung zur Durchführung von Maßnahmen im
   Einzelfall verbleibt beim Arzt.
c. Der Arzt muss sich darüber vergewissern, dass nichtärztliche Mitarbeiter für
   die ihnen (allgemein oder im Einzelfall) übertragene Aufgabenerledigung ob-
   jektiv hinreichend fachlich qualifiziert und subjektiv in gehöriger Weise zuver-
   lässig und gewissenhaft sind.
d. Es sind eine durchgehende ärztliche Kontrolle sowie eine ständige Erreichbarkeit sowie direkte Eingreifmöglichkeit durch den Arzt zu gewährleisten.

3.10 Klinische Behandlungspfade

Die Motive für medizinische Leistungserbringer, klinische Behandlungspfade einzuführen, sind vielfältig und zu einem Großteil auf die fundamentalen Veränderun-
rungen im Gesundheitswesen zurückzuführen:

- »Die Prozessabläufe der medizinischen Versorgung im Krankenhaus werden
  aufgrund fortschreitender Spezialisierung der Berufsgruppen und Subgruppen

---

143 Bachstein E: Delegation, 2005, S. 547.

sowie dem immer größer werdenden Angebot an Diagnostik und Therapie zunehmend komplex und unüberschaubar.

- Durch die Etablierung der Evidence Based Medicine als wissenschaftstheoretisches System der Erkenntnisgewinnung steht man nun vor der Aufgabe, das in der Theorie gewonnene evidenzbasierte Wissen in die tägliche Praxis umzusetzen, und einer breiten Masse an Anwender[n] zugänglich zu machen.
- Steigende Gesundheitsausgaben zwingen Kostenträger dazu, Maßnahmen für einen effizienteren Ressourceneinsatz einzuführen, ohne dass die Versorgungsqualität darunter leidet«[144]

Bereits seit den 1980er Jahren werden Pfade zunehmend im anglo-amerikanischen Raum eingesetzt, zunächst mit Schwerpunkt auf chirurgischen Indikationen und ambulanten Strukturen. Erst in den letzten Jahrzehnten begann eine zunehmende Umsetzung im europäischen Raum.[145] Eine Untersuchung in 25 europäischen Ländern hatte das Ergebnis, dass der Einsatz von Pfaden zunimmt, gleichzeitig aber auch die Widerstände zunehmen, die auf bestehende Strukturen und einer eher ablehnenden Haltung gegenüber einer zu starken Leitlinienorientierung zurückzuführen ist.[146]

Die Zielsetzungen von Pfaden lassen sich mit drei Dimensionen zusammenfassen:

- Steigerung der Versorgungsqualität
- Erhöhung der Sicherheit
- Optimierung der Effizienz beim Ressourceneinsatz[147]

Gerade im Hinblick auf das Outcome-Kriterium »Verweildauerreduktion« sind bisherige Studienergebnisse aber eher ernüchternd. So postulieren bspw. Dy et al.[148] nur einen geringen positiven Effekt von klinischen Pfaden. Da das Ausmaß der Pfadnutzung in kaum einem Zusammenhang mit der Effektivität des Pfades stand, konnten keine Mechanismen ausfindig gemacht werden, mittels derer die stationäre Verweildauer durch klinische Pfade reduziert werden kann. In einer Untersuchung von Saint et al.[149] zeigten 8 von 13 Pfaden keinen Einfluss auf Verweildauer und Ressourcenverbrauch.

Vor der Umsetzung von Patientenpfaden muss von Seiten des Trägers daher entschieden werden, welche Ziele damit verfolgt werden sollen. Wichtig ist, dass die Parameter Patientensteuerung und Verweildauer in die Konzeption von Pfaden direkt von Beginn an einfließen.

---

144 Ludwig Boltzmann Gesellschaft: Ergebnismessung, 2008.
145 Campbell H, Hotchkiss R, Bradshaw N, Porteous M: Pathways, 1998, S. 134.
146 Hindle D, Yazbeck AM: Survey, 2005, S. 101 f.
147 Vgl. Ludwig Boltzmann Gesellschaft: Ergebnismessung, 2008.
148 Dy SM, Garg PP, Nyberg D, Dawson PB, Pronovost PJ, Morlock L: Critical Pathways, 2003, S. 639 f.
149 Saint S, Hofer TP, Rose JS, Kaufman SR, McMahon LF, Jr.: Improve Efficiency, 2003, S. 760 f.

»Ein integrierter Behandlungspfad ist ein Steuerungsinstrument (›bindend‹) (›ergebnisorientiert‹). Der Integrierte Behandlungspfad beschreibt den optimalen Weg (›evidenzbasiert‹, ›Qualität‹) eines speziellen Patiententyps mit seinen entscheidenden diagnostischen und therapeutischen Leistungen und seiner zeitlichen Abfolge. Interdisziplinäre und interprofessionelle Aspekte finden ebenso Berücksichtigung wie Elemente zur Umsetzung, Steuerung und ökonomischen Bewertung (›Patientenerwartung‹)«.[150]

Die Entscheidung über die Einführung von Pfaden ist eine grundsätzlich strategische. Da Pfade nur mit den Abteilungen gemeinsam und auch nur interdisziplinär entwickelt werden sollten, muss im Vorfeld untersucht und entschieden werden, ob der notwendige erhebliche Aufwand die gewünschten Ziele, die ebenfalls vorher festgelegt werden sollten und zu denen Parameter wie *Patientenzufriedenheit, Qualität, Zeit, Termintreue* und *Kosten* zählen, erreichen kann und somit in einem sinnvollen Kosten-Nutzen-Verhältnis steht.

Es gibt Symptome, Diagnosen und/oder Therapien, für die sich Pfade aufgrund des zu erwartenden höheren Erfolgs in der Umsetzung besser eignen. Hierzu zählen die nachfolgenden Kriterien:

- Es liegt eine hohe Fallzahl vor
- Es liegt eine hohe ökonomische Relevanz vor, die sich z. B. im Casemix ausdrückt
- Die Komplexität der Diagnostik und/oder Behandlung ist niedrig
- Es gibt wenig interne oder externe Schnittstellen
- Operative Pfade sind tendenziell leichter zu implementieren als konservative Pfade
- Pfade für Elektivpatienten sind tendenziell leichter zu implementieren als Pfade für Notfallpatienten
- Es sollten nur wenige (d. s. < 20 %) Pfadabweichungen zu erwarten sein (d. h. Behandlung ist sehr standardisiert)

In ▶ **Tab. 32** sind die Eckparameter für eine erfolgreiche Pfadeinführung zusammengefasst.

---

150 GMDS AG Medizin-Controlling und AG Qualitätsmanagement modifiziert nach Dr. J. Eckardt 2003.

Tab. 32: Eckparameter für eine erfolgreiche Pfadeinführung

Eckparameter	Bereich
Pfade müssen gut die *Theorie* widerspiegeln, d. h. möglichst aus Leitlinien und Evidence based Medicine abgeleitet und auf das vorhandene medizinische Konzept des jeweiligen Hauses angepasst sein.	Patientenpfade
Die *Abläufe* der Pfade müssen vollständig und gut zusammengefasst sein, dies betrifft insbesondere Ein- und Ausschlusskriterien, Abbruch-Kriterien, Pfad-Beginn und -Ende, Schnittstellen und Verantwortlichkeiten.	Patientenpfade
Ein wesentlicher Erfolgsfaktor stellt die *Dokumentation* der Pfade dar, diese sollte Patientenbegleitend erfolgen und auch Patienten- und Niedergelasseneninformation und Evaluation umfassen.	Patientenpfade
Zentral wichtig ist auch das *Pfad-Controlling*, das insbesondere die Kalkulation, das Monitoring von Fallzahlen aber auch Pfadabweichungen beinhalten sollte.	Patientenpfade
Ergänzt werden muss auch ein *Qualitätsmanagement*, das sich mit der regelmäßigen Überprüfung der Pfadqualität beschäftigt, z. B. in Form von Qualitätsindikatoren oder Assessments.	Patientenpfade

4 Entlassungsmanagement

4.1 Entlassungsprozess

Der Entlassungsprozess ist die letzte wichtige Phase einer stationären Krankenhausbehandlung. Zum einen entstehen bei nicht gut organisierter Entlassung unnötige stationäre Verweildauertage, die durch die pauschale Vergütung zu einer Kostenbelastung des Krankenhauses bzw. ab Erreichen der oberen Grenzverweildauer zu einer voraussichtlichen MDK-Einzelfallprüfung führen. Zum anderen steigt die Gefahr sog. Versorgungsbrüche, die sich besonders beim Übergang vom stationären in den nachstationären Bereich manifestieren. Nicht selten entstehen hierdurch auch Drehtüreffekte, d. h. unnötige Wiederaufnahmen aufgrund unklarer Absprachen oder ungelöster Versorgungsprobleme.

Darüber hinaus ist zu berücksichtigen, dass auch die niedergelassenen Ärzte die Qualität der stationären Versorgung mitunter an einem funktionierenden Entlassungsmanagement festmachen. So findet sich in Einweiserbefragungen regelmäßig das Befragungs-Item »Qualität der Entlassung«.

Die Krankenhausrealität zeigt häufig allerdings Probleme beim Entlassungsprozess der Patienten, die in ▶ **Tab. 33** zusammengefasst sind. Diese produzieren unnötige und kostenintensive Verweildauertage im Krankenhaus sowie Unzufriedenheit bei allen Beteiligten.

Tab. 33: Häufige Situationen beim Entlassungsmanagement

- Entlassungszeitpunkt nicht verbindlich am Vormittag
- Antragstellung für postationäre Versorgung, z. B. Anschluss-Heil-Behandlung, erst kurz vor Entlassung, dadurch Verlängerung des Krankenhausaufenthalts
- Probleme von Angehörigen der Patientenweiterversorgung nach Entlassung (Problem beginnt oft schon bei der Abholung aus dem Krankenhaus)
- Unorganisierter poststationärer Hilfebedarf (z. B. Kurzzeitpflege)
- Unzureichende Information von nachfolgenden Versorgern, mangelnde Abstimmung zwischen den Beteiligten
- Organisation »am Sozialdienst vorbei«, Arbeitsaufwand in der Pflege, unklare Zuständigkeiten

Für das Entlassungsmanagement lassen sich daher folgende Ziele definieren:

1. Senkung der stationären Verweildauer und damit verbundene Kostenreduktion
2. Erhöhung der Patienten- und Angehörigenzufriedenheit

3. Erhöhung der Einweiserzufriedenheit durch Verbesserung der Patientensteuerung

Zunächst müssen allerdings die Probleme bei der Organisation der Patientenentlassung »regulär nach Hause« von denen unterschieden werden, die aufgrund von bestehenden Schnittstellen zu nachfolgenden Versorgungsformen entstehen. Ersteres stellt eine häufige Situation dar, wie sie auch schon zum Teil im ▶ Kap. 3 beschrieben wurde. Obwohl Patienten grundsätzlich entlassungsfähig sind, zieht sich die Entlassung aus diversen Gründen bis in den Nachmittag, weil z. B.

- der Arztbrief noch nicht vom Schreibdienst fertig geschrieben bzw. unterschrieben ist,
- es keine vereinbarten Service-Levels mit dem Schreibdienst gibt, daher der Stationsarzt den Brief morgens selbst am PC schreibt,
- morgens noch Blutentnahmen oder andere diagnostische Maßnahmen durchgeführt werden, deren Befunde auf sich warten lassen,
- die Visite erst am Nachmittag stattfindet,
- die Freigabe vom Oberarzt noch nicht vorliegt,
- die Angehörigen den Patienten erst am Nachmittag abholen können oder
- der Patient selbst darauf besteht, noch »sein« Mittagessen in Anspruch zu nehmen.

Die späte Entlassung führt nicht nur dazu, dass hierdurch Wartezeiten für neu aufgenommene Patienten entstehen, auch die Nachfragen der zu entlassenen bzw. neu aufgenommenen Patienten bedeuten eine erhebliche Belastung für die Mitarbeiter der Pflege. Darüber hinaus ist es für zu spät entlassene Patienten schwierig, ihren niedergelassenen Arzt zur Rezeptierung von Medikamenten oder Definition einer Krankschreibung zu erreichen. Obwohl die Probleme allen Beteiligten bekannt sind, mangelt es vielfach an einer geeigneten Organisation, um diese zu lösen.

Dem zweiten Thema der Schnittstellenprobleme zu poststationären Versorgungsformen hat sich das Deutsche Netzwerk für Qualitätsentwicklung in der Pflege (DNQP) bereits vor einigen Jahren angenommen und aus Sicht der Pflege einen Expertenstandard »Entlassungsmanagement in der Pflege« entwickelt (▶ Tab. 34). Hierin wird postuliert, dass jeder Patient mit einem poststationären Pflege- und Unterstützungsbedarf ein individuelles Entlassungsmanagement zur Sicherung einer kontinuierlichen bedarfsgerechten Versorgung erhält. Dieser Standard wurde erstmals 2004 erstellt und 2009 aktualisiert.[151] Entlassungsmanagement umfasst hierbei sowohl Beratungs-, Schulungs- als auch Koordinationsleistungen.

---

151 Vgl. Deutsches Netzwerk für Pflegeberufe: Expertenstandard, 2009.

Tab. 34: Übersicht Expertenstandard Entlassungsmanagement[152]

Struktur	Prozess	Ergebnis
Die Einrichtung **S1a** – verfügt über eine schriftliche Verfahrensregelung für ein multidisziplinäres Entlassungsmanagement. Sie stellt sicher, dass die erforderlichen organisatorischen (z. B. Zeitressourcen, Festlegung der Arbeitsteilung, Schulungsräume), personellen (z. B. Pflegefachkräfte mit hinreichender Qualifikation) und fachlichen Rahmenbedingungen (z. B. Einschätzungskriterien, -instrumente) gewährleistet sind. **Die Pflegefachkraft** **S1b** – beherrscht die Auswahl und Anwendung von Instrumenten zur Einschätzung der Risiken und des erwartbaren Versorgungs- und Unterstützungsbedarfs nach der Entlassung.	**Die Pflegefachkraft** **P1** – führt mit allen Patienten und wenn möglich mit deren Angehörigen innerhalb von 24 Stunden nach der Aufnahme eine erste kriteriengeleitete Einschätzung der erwartbaren poststationären Versorgungsrisiken und des Unterstützungsbedarfs durch. Diese Einschätzung wird bei Veränderung des Krankheits- und Versorgungsverlaufs aktualisiert. – führt bei identifiziertem poststationärem Versorgungrisiko bzw. Unterstützungsbedarf ein differenziertes Assessment mit dem Patienten und seinen Angehörigen mittels geeigneter Kriterien durch bzw. veranlasst dieses.	**E1** Eine aktuelle, systematische Einschätzung der erwartbaren poststationären Versorgungsrisiken sowie des Unterstützungsund Versorgungsbedarfs liegt vor.
S2 – verfügt über Planungs- und Steuerungskompetenz zur Durchführung des Entlassungsmanagements.	**P2** – entwickelt in Abstimmung mit dem Patienten und seinen Angehörigen sowie den beteiligten Berufsgruppen unmittelbar im Anschluss an das differenzierte Assessment eine individuelle Entlassungsplanung.	**E2** Eine individuelle Entlassungsplanung liegt vor, aus der die Handlungserfordernisse zur Sicherstellung einer bedarfsgerechten poststationären Versorgung hervorgehen.
S3 – verfügt über die Kompetenz, den Patienten und seine Angehörigen sowohl über poststationäre Versorgungsrisiken als auch über erwartbare Versorgungs- und Pflegeerfordernisse zu informieren, zu beraten und entsprechende Schulungen anzubieten bzw. zu veranlassen sowie die Koordination der weiteren daran beteiligten Berufsgruppen vorzunehmen.	**P3** – gewährleistet für den Patienten und seine Angehörigen eine bedarfsgerechte Information, Beratung und Schulung.	**E3** Dem Patienten und seinen Angehörigen sind bedarfsgerechte Information, Beratung und Schulung angeboten worden, um Versorgungrisiken erkennen und veränderte Versorgungs- und Pflegeerfordernisse bewältigen zu können.

152 Quelle: Ebenda.

Tab. 34: Übersicht Expertenstandard Entlassungsmanagement (Fortsetzung)

Struktur	Prozess	Ergebnis
S4 – ist zur Koordination des Entlassungsprozesses befähigt und autorisiert.	P4 – stimmt in Kooperation mit dem Patienten und seinen Angehörigen sowie den intern und extern beteiligten Berufsgruppen und Einrichtungen frühzeitig den voraussichtlichen Entlassungstermin sowie die erforderlichen Maßnahmen ab. – bietet den Mitarbeitern der weiterversorgenden Einrichtung eine Pflegeübergabe unter Einbeziehung des Patienten und seiner Angehörigen an.	E4 Mit dem Patienten und seinen Angehörigen sowie den weiterversorgenden Berufsgruppen und Einrichtungen ist der Entlassungstermin abgestimmt sowie der erwartbare Unterstützungsund Versorgungsbedarf geklärt.
S5 – verfügt über die Fähigkeit zu beurteilen, ob die Entlassungsplanung dem individuellen Bedarf des Patienten und seiner Angehörigen entspricht.	P5 – führt mit dem Patienten und seinen Angehörigen spätestens 24 Stunden vor der Entlassung eine abschließende Überprüfung der Entlassungsplanung durch. Bei Bedarf werden Modifikationen eingeleitet.	E5 Die Entlassung des Patienten ist bedarfsgerecht vorbereitet.
S6 – ist befähigt und autorisiert, eine abschließende Evaluation der Entlassung durchzuführen.	P6 – nimmt innerhalb von 48 Stunden nach der Entlassung Kontakt mit dem Patienten und seinen Angehörigen oder der weiterversorgenden Einrichtung auf und vergewissert sich, ob die Entlassungsplanung angemessen war und umgesetzt werden konnte.	E6 Der Patient und seine Angehörigen haben die geplanten Versorgungsleistungen und eine bedarfsgerechte Unterstützung zur Bewältigung der Entlassungssituation erhalten.

Für die Organisation des Entlassungsmanagement (ELM) bieten sich unterschiedliche Modelle an. So z. B. lässt sich das ELM über ein Konzept der *Primären Pflege* umsetzen. Im Unterschied zur Funktionspflege oder Formen der Bereichspflege, wie z. B. der Gruppenpflege, übernimmt hierbei ausschließlich eine sog. primäre Pflegeperson (»Primary Nurse«) die Verantwortung für die Aufnahme des Patienten, die Pflegeplanung und somit für den gesamten Pflegeprozess bis hin zur Entlassungsplanung. Ist die Primary Nurse nicht im Dienst, übernimmt eine sog. Associate Nurse (zugeordnete Pflegekraft) die durchzuführenden Handlungen. Die Aufgaben der Stationsleitung beschränken sich auf die Koordination und auf das Stationsmanagement. Sie hat im Idealfall keinen Einfluss auf den Pflegeplan der primär pflegenden Pflegekraft, ist aber häufig für die Zuteilung der Patienten zur

99

jeweiligen primären Pflegekraft zuständig. Mittels der durch dieses Konzept vorhandenen Kontinuität wird es möglich, zum einen die Entlassungsplanung frühzeitig zu beginnen und evtl. bestehenden poststationären Versorgungsbedarf so früh wie möglich zu erkennen. Auch die Vertrauensebene zwischen primärer Pflegekraft und Patienten sowie deren Angehörigen ist dadurch sehr hoch.[153]

Ein Konzept der primären Pflege ist aber nur verlässlich umsetzbar, wenn auf den Stationen ein hoher Anteil voll examinierter Pflegekräfte eingesetzt ist. Diejenigen Häuser, die aus Kostengründen bereits einen Qualifikationsmix zwischen 3-jährig Examinierten und 1-jährigen Krankenpflegehelfern umgesetzt haben, werden bei der Einführung eines Konzepts der Primären Pflege an Dienstplan- und Arbeitszeitgrenzen stoßen.

Insbesondere größere Krankenhäuser haben eigene Strukturen zur *Pflegeüberleitung* etabliert. Diese kümmert sich um die strukturellen und organisatorischen Maßnahmen zur Gewährleistung der poststationären Versorgung. Sie umfasst dabei die Kontrolle, die Moderation und die Begleitung der als Prozess verstandenen Überleitung des Patienten in ein neues Umfeld. Der Deutsche Berufsverband für Pflegeberufe (DBfK) definierte 1997 neben der pflegerischen Beratung und Anleitung des Patienten auch die frühzeitige und fachgerechte Beschaffung von Heil- und Hilfsmitteln, sowie die Vermittlung von Kurzzeitpflegeplätzen zur Vermeidung von Fehlbelegungen in den Akutkrankenhäusern als Aufgaben der Pflegeüberleitung.[154]

Eine weitere wichtige organisatorische Einheit, die beim Entlassungsmanagement des Patienten unterstützt, ist der *Sozialdienst*. Hierbei handelt es sich um eine Form der Sozialarbeit, in der Patienten über Leistungen verschiedener Unterstützungsangebote informiert und bei deren Inanspruchnahme auf Wunsch begleitet werden. Oft geht es auch um Formen und Kosten der weiteren ambulanten oder stationären Versorgung, wobei einen Schwerpunkt Beratungsleistungen bilden. Anders als bei der Pflegeüberleitung gibt es für die Einrichtung eines Sozialdienstes gesetzliche Grundlagen: § 112 SGB V sowie die jeweiligen Krankenhausgesetzen der Bundesländer.

Die Krankenkassen und die Krankenhausträger sollen zweiseitige Verträge über die soziale Betreuung und Beratung der Versicherten im Krankenhaus schließen (§ 112 Abs. 2 Nr. 4 SGB V). Für diese Verträge sollen wiederum die Spitzenverbände der Krankenkassen und die Deutsche Krankenhausgesellschaft oder die Bundesverbände der Krankenhausträger eine Rahmenempfehlung herausgeben (§ 112 Abs. 5 SGB V). Hierbei sind sowohl die soziale Betreuung und Beratung der Versicherten im Krankenhaus als auch der nahtlose Übergang von der Krankenhausbehandlung zu Rehabilitation oder Pflege geregelt werden.

Einen Überblick über (mögliche) Aufgaben des Sozialdienstes findet sich in
▶ Tab. 35.

---

153 Vgl. Manthey M: Primary Nursing, 2005.
154 DBfK: Pflegeüberleitung, 1997, S. 5.

Tab. 35: Aufgaben des Sozialdienstes im Krankenhaus

1. Wiedereingliederung älterer Patienten in den eigenen Haushalt	• Ambulante Krankenpflege • Soziale Hilfsdienste (Essen auf Rädern, Hilfen für den Haushalt, Hausnotruf, Krankengymnastik)
2. Heimangelegenheiten	• Pflegeheim, Tagespflege, Kurzzeitpflege, betreutes Wohnen, Hospiz
3. Beratung in Konfliktsituationen	• Krebs • Sucht • Ehe-, Familien- und Erziehungsfragen • Seelische Krisen
4. Beratung und Vermittlung von Rehabilitationsmaßnahmen	• Anschlussheilbehandlungen (AHB) • Rehabilitationsmaßnahmen in Spezialkliniken • Logopädische Behandlungen, Koronarsport, Selbsthilfegruppen
5. Beratung und Beantragung von wirtschaftlicher Hilfen	• Schwerbehinderten Antrag • Pflegegeld • Sozialhilfe/Wohngeld • Versicherungs-, sozial- und arbeitsrechtliche Angelegenheiten (z. B. Beratung zu den Themen Vorsorgevollmacht oder Patientenverfügung) • Zuwendungen der Deutschen Krebshilfe
6. Sonstiges	• Vermittlung zu anderen Diensten • Wohnungssuche/Kleidung/Geld

Der Gesetzgeber hat ab 2007 für Versicherte der gesetzlichen Krankenversicherung einen gesetzlichen Anspruch auf ein *Versorgungsmanagement* im SGB V unter § 11 Abs. 4 verankert:

»Versicherte haben Anspruch auf ein Versorgungsmanagement insbesondere zur Lösung von Problemen beim Übergang in die verschiedenen Versorgungsbereiche. Die betroffen Leistungserbringer sorgen für eine sachgerechte Anschlussversorgung des Versicherten und übermitteln sich gegenseitig die erforderlichen Informationen. Sie sind zur Erfüllung dieser Aufgabe von den Krankenkassen zu unterstützen. In das Versorgungsmanagement sind die Pflegeeinrichtungen einzubeziehen; dabei ist eine enge Zusammenarbeit mit Pflegeberatern und Pflegeberaterinnen nach § 7a des Elften Buches zu gewährleisten [...]« (§ 11, Abs. 4 SBG V)

In der Begründung zur Beschlussempfehlung wird die besondere Bedeutung der Pflege im Rahmen des Versorgungsmanagements betont. Hauptanwendungsbereich für ein Versorgungsmanagement ist das Entlassungsmanagement zur Gewährleistung des nahtlosen Übergangs von der Krankenhausbehandlung in die ambulante Versorgung, zur Rehabilitation oder Pflege. Insbesondere Krankenhäuser, aber auch alle anderen stationären Bereiche, wie bspw. Rehabilitationseinrichtungen, haben ein entsprechendes Entlassungsmanagement einzurichten.

Die Durchführung soll durch hierfür qualifiziertes Personal, insbesondere Pflegefachkräfte, erfolgen, die koordinierend mit dem behandelnden Krankenhausarzt, den stationär Pflegenden, dem sozialen Dienst, der jeweiligen Krankenkasse, den Angehörigen und den Vertragsärzten sowie den aufnehmenden Einrichtungen tätig werden sollen. Dieser Auftrag ist nicht neu, ergänzt jedoch die bereits in § 112 SGB V geforderten zweiseitigen Verträge zur Regelung der Übergänge im Akutkrankenhaus. Hier wird die Anforderung formuliert, dass Patienten, die einen poststationären Versorgungsbedarf haben, Beratung und Unterstützung benötigen. In vielen Krankenhausgesetzen ist festgeschrieben, dass diese Aufgaben der Krankenhaussozialdienst übernimmt – es ist der klassische Aufgabenbereich der Krankenhaussozialdienste.[155]

Trotz der klaren gesetzgeberischen Vorgabe und deutlichen Positionierung entsprechender Fachverbände hat sich in den letzten Jahren in den Krankenhäusern praktisch nur wenig geändert, was vermutlich mit den seit Jahrzehnten fest etablierten Strukturen in deutschen Kliniken zusammenhängt. Sozialexperte Dr. Harry Fuchs, Abteilungsdirektor a. D., Sachverständiger, Rehabilitations-, Organisations- und Verwaltungswissenschaftler, hatte hierzu bereits frühzeitig im Rahmen des Inkrafttretens der Gesundheitsreform im Jahr 2007 ausgeführt:

»Die Arbeit der Krankenhaussozialdienste basiert in den meisten Bundesländern institutionell auf den Krankenhausgesetzen der Länder. Weil es sich um gesetzlich zugewiesene Aufgaben handelt, ist die Finanzierung auch Bestandteil der Krankenhausvergütung. Darüber hinaus werden den Krankenhäusern in den Leistungsgesetzen der Sozialgesetzbücher noch spezifische Pflichten zugewiesen, die ebenfalls von den Sozialdiensten auszuführen sind (z. B. Mitteilungspflicht bei sich abzeichnender oder eingetretener Pflegebedürftigkeit nach § 7 SGB XI). Die Einleitung von Rehabilitationsleistungen war für die Rentenversicherung schon seit Ende der 1950er Jahre in entsprechenden Regelungen der Rentenversicherung geregelt (ab 1968 im Rheinland für die Arbeiterrentenversicherung und ab 1973 insgesamt insbesondere für die Anschlussheilbehandlung).

Im Verhältnis zur Krankenversicherung gab es ab 1990 entsprechende Verträge zwischen den Spitzenverbänden der Krankenversicherung und der Deutschen Krankenhausgesellschaft. Durch das SGB IX sind diese Regelungen alle in der Gemeinsamen Empfehlung »Sozialdienste« nach § 13 SGB IX aufgegangen, die den Sozialdiensten ausdrücklich die Aufgabe zuweist, Rehabilitationsleistungen anzuregen und in Abstimmung mit den Reha-Trägern auch einzuleiten (§ 2). Daraus ergibt sich, dass das Versorgungs- bzw. Überleitungsmanagement für die Bereiche Rehabilitation und Pflege bereits bislang ziemlich umfassend gesetzlich und/oder durch gemeinsame Empfehlungen geregelt war. Aus dieser Sicht bringt die [...] Gesundheitsreform nicht wirklich etwas Neues. Die neue Regelung (§ 11 Abs. 4 SGB V) gilt nur für die Leistungen bzw. Versorgungssektoren der Krankenversicherung, nicht für Rentenversicherung oder Sozialhilfe.

In der Krankenversicherung erfasst sie allerdings alle Leistungen einschließlich Heil- und Hilfsmittel und Rehabilitationsleistungen. § 11 Abs. 4 SGB V verpflichtet die Leistungserbringer (d. h. das Krankenhaus oder die Reha-Klinik), das Versorgungsmanagement durchzuführen, das heißt, die nachfolgenden Leistungen zu

---

155 Vgl. Deutsche Vereinigung für Sozialarbeit im Gesundheitswesen e. V.: Versorgungsmanagement, 2008.

organisieren und die Überleitung in diese Leistungen zu gewährleisten. Die Krankenkassen sollen die Leistungserbringer dabei lediglich unterstützen.

Das Gesetz führt zur Umsetzung und zum Verfahren keine Einzelheiten aus, sondern überlässt es den Krankenkassen und den Leistungserbringern, die Einzelheiten in zwei- oder dreiseitigen Verträgen (§§ 112, 115 SGB V) zu regeln. Diese Verpflichtung besteht aber bspw. nach § 112 SGB V seit Jahren, ohne dass es jemals zu mehr als einer Entwurfsfassung gekommen wäre. Zielrichtung des BMG ist primär die Schnittstelle Krankenhaus/Pflege insbesondere für die Anschlussheilbehandlung).

Die neue Regelung (§ 11 Abs. 4 SGB V) gilt nur für die Leistungen bzw. Versorgungssektoren der Krankenversicherung und die Schnittstelle zur Pflege und man erwartet die Lösung durch Verträge zur Integrierten Versorgung unter Einbeziehung der Pflege. Für das Verhältnis Krankenhaus/Reha besteht im Hinblick auf das vorhandene fortschrittliche Regelwerk der gemeinsamen Empfehlung »Sozialdienste« mit einer relativ starken Stellung der Sozialdienste die Gefahr, dass im Rahmen künftiger Verträge nach §§ 11 Abs. 3, 112, 115 SGB V abweichende – auch schlechtere – Regelungen getroffen werden könnten. Der neue § 11 Abs. 4 SGB V ist nämlich im Verhältnis zu § 13 SGB IX, auf dem die gemeinsame Empfehlung basiert, im Sinne des § 7 SGB IX spezifisches und damit vorrangiges Recht. Das mindeste, was erreicht werden muss, ist, dass in den Verträgen entweder nichts von der gemeinsamen Empfehlung abweichendes oder gar nichts geregelt wird. Dann gilt auch für die Krankenversicherung die gemeinsame Empfehlung Sozialdienste weiter.«[156]

Aus den vorherigen Ausführungen lässt sich zusammenfassen, dass das Entlassungsmanagement eine Kombination aus verschiedenen Bereichen und Abteilungen sein kann: Primäre Pflege, Sozialdienst, Pflegeüberleitung, Sozialdienst. Es hängt auch in hohem Maße mit dem gesetzgeberisch verankerten Versorgungsmanagement nach § 11 Abs. 4 SGB V zusammen.

Hauptherausforderung für das Krankenhaus ist, diese unterschiedlichen Aspekte so zusammenzufassen und ggf. auch in einer eigenen Organisationseinheit zu bündeln, dass keine unnötigen Doppelaktivitäten stattfinden, bzw. im Einzelfall die Durchführung eines strukturierten Entlassungsmanagements für einen Patienten aufgrund von Organisationsdefiziten ausbleibt.

Die Eckparameter für ein erfolgreiches Entlassungsmanagement sind in ▶ Tab. 36 zusammengefasst.

---

156 Weis I, Fuchs H: Sozialarbeit, 2007, S. 38–39.

Tab. 36: Eckparameter für ein erfolgreiches Entlassungsmanagement

Eckparameter	Bereiche
Schaffung einer eigenen Organisationsstruktur Entlassungsmanagement (ELM), die Sozialdienst, Pflegeüberleitung und sonstige Strukturen aus diesem Bereich zusammenfasst	ELM/Station
Entlassplanung ab dem Tag der Aufnahme, Meldung an ELM bei anstehendem poststationären Unterstützungsbedarf	ELM/Station
Festlegung des geplanten Entlassdatums spätestens 24 Std. nach Aufnahme und frühzeitige Information über Entlassplanung und Entlassdatum an Patienten und Angehörigen	ELM/Station
Entlassgespräch 24 Std. vor Entlassung, offene Fragen des Patienten und der Angehörigen klären	ELM/Station
Entlassbrief-/Medikamentenplan einen Tag vor Entlassung erstellen und bei Bedarf an Hausarzt/Pflegedienst, Pflegeheim vorab faxen	ELM/Station
Transportorganisation 24 Std. vor Entlassung, ggf. Transportschein ausstellen	ELM/Station
Kriteriengeleitete Erstellung eines Pflegeverlegungsberichtes, ggf. Wunddokumentation anfügen	ELM/Station
Information der organisierten poststationären Einrichtung, z. B. Pflegedienstes/Pflegeheims, Reha-Klinik, Hospiz, 24 Std. vor Entlassung	ELM/Station
Medikamente und ggf. Verbandsstoffe bei Entlassung vor Feiertagen oder Wochenende dem Patienten mitgeben	ELM/Station

4.2 Herausforderung im Rahmen der Entlassung

4.2.1 Kontrolle der Entlassungsart

Der Dokumentation der Entlassungsart im Rahmen des Entlassungsvorgangs eines stationären Patienten wird in vielen Fällen keine sonderliche Beachtung geschenkt. Sie wird i. d. R. von den Mitarbeitern der Pflege auf der Station gemeinsam mit der Entlassungs-Uhrzeit in das Krankenhausinformationssystem eingegeben, sobald die Patienten die Station verlassen. Es können die folgenden Entlassungsarten unterschieden werden:

- Behandlung regulär beendet
- Behandlung regulär beendet, nachstationäre Behandlung vorgesehen
- Behandlung aus sonstigen Gründen beendet
- Behandlung gegen ärztlichen Rat beendet
- Zuständigkeitswechsel des Kostenträgers
- *Verlegung in ein anderes Krankenhaus*
- *Tod*

- Verlegung in ein anderes Krankenhaus (Zusammenarbeit nach § 14 Abs. 5 Satz 2 BPflV)
- *Entlassung in eine Rehabiliationseinrichtung*
- Entlassung in eine Pflegeeinrichtung
- Entlassung in ein Hospiz
- Interne Verlegung
- Externe Verlegung zur psychiatrischen Behandlung
- Behandlung aus sonst. Gründen beendet, nachstationäre Behandlung vorgesehen
- Behandlung gegen ärztlichen Rat beendet, nachstationäre Behandlung vorgesehen
- Externe Verlegung in ein anderes Krankenhaus und nachfolgende Rückverlegung
- Interne Verlegung mit Wechsel zwischen BPfV und KHEntgG
- Rückverlegung
- Fallabschluss (interne Verlegung) bei Wechsel zwischen voll- und teilstationärer Behandlung

Vielfach ist nicht bekannt, dass die Entlassungsart unmittelbaren Einfluss auf die DRG-Eingruppierung hat. Dies soll an zwei Beispielen erläutert werden:

Beispiel 1: Patient wird in eine Rehabilitationsklinik verlegt
Die Verlegung in eine Rehabilitationsklinik gilt im DRG-System als »Entlassung«. Hier muss demzufolge die Entlassungsart »Entlassung in eine Rehabilitationseinrichtung« gewählt werden. Da diese Einrichtungen häufig auch den Namen »Klinik« tragen, ist eine gewisse Verwechslungsgefahr gegeben. Wenn fälschlicherweise die Entlassungsart »Verlegung in ein anderes Krankenhaus« gewählt wird, kann dies fatale Folgen für den Erlös des Falles haben. Hier gelten dann nämlich die Verlegungsregelungen in der Fallpauschalenvereinbarung. »Im Falle einer Verlegung in ein anderes Krankenhaus ist von dem verlegenden Krankenhaus ein Abschlag vorzunehmen, wenn die im Fallpauschalen-Katalog ausgewiesene mittlere Verweildauer unterschritten wird.«[157]

Beispiel 2: Patient verstirbt
Eine besondere Situation stellt auch die Erfassung der Entlassungsart von verstorbenen Patienten dar. Hierfür gibt es die eigene Entlassungsart »Tod«. In einzelnen DRG-Fallgruppen ist der Zustand »Tod« gruppierungsrelevant. Dies wirkt über die sog. Funktionen. Diese bestehen aus einer Zuordnungslogik und ggf. Kodes, die in mehreren MDCs oder Basis-DRGs innerhalb einer MDC verwendet werden. Funktionen wurden vor bereits einigen Jahren als Analogon zu der PCCL-Systematik von Nebendiagnosen eingeführt und wirken als »Schweregradparameter« im Rahmen der DRG-Eingruppierung.

---

157 GKV-Spitzenverband/Verband der privaten Krankenversicherung/Deutsche Krankenhausgesellschaft: Fallpauschalenvereinbarung, 2012, § 3 Abs. 1.

Bislang sind erst wenige Fallgruppen betroffen, die in ▶ **Abb. 14** genannt sind. Da das DRG-System in stetigem Wandel ist, kann sich das in den nächsten Jahren ausweiten.

Nicht verstorben oder verlegt [Not VV]

MDC	DRG
Prä	A13C, A13E

Verstorben oder verlegt [VV]

MDC	DRG
15	P60A, P60B, P60C

Abb. 14: Funktionen im DRG-Katalog 2012[158]

Diese Beispiele, die sich um weitere ergänzen ließen, sollen exemplarisch die Wichtigkeit der Entlassungsart unterstreichen. Im Rahmen des Entlassungsprozesses sollten für die Überprüfung der korrekt gewählten Entlassungsart entsprechende Vorkehrungen, z. B. durch verpflichtende Prüfung der Kodierassistenten oder der Abrechnungsabteilung, getroffen werden.

4.2.2 Transportfahrten

Weitgehend unbeachtet im Rahmen der stationären Behandlung, aber für das Fallmanagement im Rahmen des Entlassungsprozesses von nicht unerheblicher Relevanz, ist das Thema der Transportfahrten.

Es ist sinnvoll, den am Entlassungsprozess beteiligten Akteuren die rechtlichen Grundlagen hierzu in ausreichendem Maße zu vermitteln. Die Krankenkasse übernimmt die Kosten für Fahrten einschließlich der Krankentransporte, wenn sie im Zusammenhang mit bestimmten Leistungen der Krankenkasse aus zwingenden medizinischen Gründen notwendig sind (§ 60 Abs. 1 SGB V).

Welches Fahrzeug benutzt werden kann, richtet sich nach der medizinischen Notwendigkeit im Einzelfall. Man unterscheidet hierbei zwischen

- Rettungsfahrten mit Rettungswagen (RTW), Notarztwagen (NAW), Notarzteinsatzfahrzeugen (NEF) und Rettungshubschrauber (RTH) – § 5 KrTRL,
- Krankentransporten mit Krankentransportwagen (KTW) – § 6 KrTRL

---

158 DRG-Definitionshandbuch 2012, Band V, S. 1055, abrufbar unter www.g-drg.de, 30.04.2012.

- und Krankenfahrten mit Taxi, Mietwagen, anderen öffentlichen Verkehrsmitteln oder eigenem PKW – § 7 KrTRL.

Die Krankenkasse übernimmt die Fahrkosten, abzüglich eines Eigenanteils von 10 % der Kosten, mindestens 5,- EUR und höchstens 10,- EUR je einfache Fahrt,

- bei stationärer Krankenhausbehandlung,
- bei Rettungsfahrten zum Krankenhaus auch dann, wenn eine stationäre Behandlung nicht erforderlich ist,
- bei Fahrten, die aus medizinischen Gründen nur mit einem Krankenwagen erfolgen können (Krankentransport).[159]

Bei einer Verlegungsfahrt in ein anderes Krankenhaus zahlt die Krankenkasse nur dann, wenn die Verlegung aus zwingenden medizinischen Gründen erforderlich ist oder wenn mit Einwilligung der Krankenkasse die Verlegung in ein wohnortnahes Krankenhaus erfolgt.

Bei der Koordination von Transportfahrten werden folgende Fehler gemacht:

- Die Angehörigen werden nicht rechtzeitig über den Entlassungstag und/oder -zeitpunkt informiert. Aufgrund beruflicher Verpflichtung ist eine persönliche Abholung des Patienten dann nicht möglich, hilfsweise wird ein externer Transport beauftragt.
- Unabhängig von der Schwere der Erkrankung/Notwendigkeit wird ein Rettungstransportwagen angefordert.
- Bei Transporten mit dem Krankentransportwagen wird bei der Beauftragung nicht zwischen »sitzend« und »liegend« unterschieden, sondern die »liegende« Variante gewählt, obwohl medizinisch nicht notwendig.
- Anstatt einen Transport mit einem Taxi zu beauftragen, erfolgt die Anforderung eines Krankentransportwagens.

Diese Punkte führen nicht nur zu erheblichen unnötigen Kosten zu Lasten der Krankenkassen, sondern auch – und das betrifft das Fallmanagement – dazu, dass die beauftragten Transportunternehmen Kapazitätsengpässe haben. Diese werden weiter belastet durch den Umstand, dass alle Transporte i. d. R. für morgens angefordert werden. Transporte können so nicht zeitnah bedient werden, was dazu führt, dass Entlassungen in den Nachmittag verschoben werden.

In Bezug auf die Anforderung von Transporten sollten daher klare Regeln eingeführt werden. Es ist sinnvoll, diesen Prozess über die Mitarbeiter der Pflege auf der Station bzw. das Entlassungsmanagement zu koordinieren. Hierbei sind die in ▶ **Tab. 37** genannten Eckparameter zu beachten.

---

159 Vgl. Richtlinien des Gemeinsamen Bundesausschusses über die Verordnung von Krankenfahrten, Krankentransportleistungen und Rettungsfahrten (Krankentransport-Richtlinien) in der Fassung vom 22. Januar 2004.

Tab. 37: Eckparameter für erfolgreiche Transportfahrten-Organisation

Eckparameter	Bereich
Die Angehörigen sind bereits zum Zeitpunkt der Aufnahme (z. B. über Info-Flyer) darüber zu informieren, dass sie grundsätzlich für die Abholung bei Entlassung verantwortlich sind und dies bereits einplanen sollen.	Transportfahrt
Mit den Unternehmen, die Transportfahrten anbieten (z. B. Rotes Kreuz), ist zu klären, welche Kapazitäten überhaupt und mit welchen Ressourcen zur Verfügung stehen. Durch einen Abgleich der Entlassungszeitpunkte können Kapazitäten u. U. an die Anforderungen des Krankenhauses angepasst werden.	Transportfahrt
Mit den Taxiunternehmen muss besprochen werden, welche Service-Dienstleistungen für entlassene Patienten angeboten werden können (z. B. Patienten mit Gepäck in Wohnung bringen).	Transportfahrt
Entlassfahrten sollten am Vortag koordiniert und angemeldet werden. Dies kann an zentraler Stelle (z. B. durch ZBM oder Entlassungsmanagement) organisiert werden.	Transportfahrt
Mitarbeiter auf Station und des ärztlichen Dienstes sind regelmäßig über die rechtlichen Grundlagen von Transportfahrten zu informieren. Koordinierende Pflegekraft oder Stationssekretärin muss kritisch nachfragen, wenn »zu großzügig« Transport angeordnet wird.	Transportfahrt
Insbesondere für Fahrten mit dem Rettungstransportwagen sollte mit Rettungsdienst Kriterienkatalog abgestimmt werden, der bei jedem Patienten abgeprüft wird.	Transportfahrt

4.2.3 Versorgung mit Heil- und Hilfsmitteln

Eine besondere Situation für das Fallmanagement im Krankenhaus stellt die Versorgung mit Heil- und Hilfsmitteln dar. Die gesetzlichen Krankenkassen kommen für Hilfsmittel auf, die im Einzelfall erforderlich sind, um den Erfolg einer Krankenbehandlung zu sichern, einer drohenden Behinderung vorbeugen oder eine bereits vorhandene Behinderung ausgleichen. Ein Anspruch kann auch im Rahmen von medizinischen Vorsorgeleistungen bestehen, bspw. wenn die Versorgung mit einem Hilfsmittel notwendig ist, um Pflegebedürftigkeit zu vermeiden. Bei Hilfsmitteln gibt es eine breite Palette von Produkten: Von Inkontinenzhilfen und Kompressionsstrümpfen über Schuheinlagen, Prothesen und Orthesen bis hin zu Rollstühlen und Hörgeräten. Die Versorgung mit einem Hilfsmittel muss von der Krankenkasse grundsätzlich vorher genehmigt werden, soweit diese nicht (z. B. für bestimmte Hilfsmittel oder bis zu einer bestimmten Wertgrenze) darauf verzichtet hat. Es kommt regelmäßig vor, dass der Beginn der Hilfsmittelversorgung bereits im Krankenhaus beginnt.

Hierbei können vom Krankenhaus entscheidende Fehler gemacht werden. Gesetzlich verankert ist der Grundsatz der freien Wahl des Leistungserbringers durch den Patienten (§ 33 Abs. 1 Satz 2 SGB I, § 2 Abs. 3 SGB V). Die Zusammenarbeit zwischen Leistungserbringern im Gesundheitsmarkt (wie z. B Sanitätshäusern,

Orthopädieschuhmachern oder Hörgeräteakustikern usw.) und Vertragsärzten wird seit dem 01. April 2009 u. a. durch § 128 SGB V geregelt. Dieser Paragraph wurde durch das GKV-OrgWG eingeführt. Die Notwendigkeit für diese Vorschrift sah der Gesetzgeber, weil er die vorhanden straf-, berufs- und wettbewerbsrechtlichen Vorschriften für nicht ausreichend hielt, um fragwürdige Formen der Zusammenarbeit zwischen den Vertragsärzten und den Leistungserbringern zu verhindern.

»§ 128 SGB V
1) Die Abgabe von Hilfsmitteln an Versicherte über Depots bei Vertragsärzten ist unzulässig, soweit es sich nicht um Hilfsmittel handelt, die zur Versorgung in Notfällen benötigt werden. Satz 1 gilt entsprechend für die Abgabe von Hilfsmitteln in Krankenhäusern und anderen medizinischen Einrichtungen.
(2) Leistungserbringer dürfen Vertragsärzte nicht gegen Entgelt oder Gewährung sonstiger wirtschaftlicher Vorteile an der Durchführung der Versorgung mit Hilfsmitteln beteiligen oder solche Zuwendungen im Zusammenhang mit der Verordnung von Hilfsmitteln gewähren. Unzulässig ist ferner die Zahlung einer Vergütung für zusätzliche privatärztliche Leistungen, die im Rahmen der Versorgung mit Hilfsmitteln von Vertragsärzten erbracht werden, durch Leistungserbringer.
(3) Die Krankenkassen stellen vertraglich sicher, dass Verstöße gegen die Verbote nach den Absätzen 1 und 2 angemessen geahndet werden. Für den Fall schwerwiegender und wiederholter Verstöße ist vorzusehen, dass Leistungserbringer für die Dauer von bis zu zwei Jahren von der Versorgung der Versicherten ausgeschlossen werden können.
(4) Sofern Vertragsärzte auf der Grundlage vertraglicher Vereinbarungen mit Krankenkassen über die ihnen im Rahmen der vertragsärztlichen Versorgung obliegenden Aufgaben hinaus an der Durchführung der Versorgung mit Hilfsmitteln mitwirken, sind die zusätzlichen Leistungen unmittelbar von den Krankenkassen zu vergüten. Über eine Mitwirkung nach Satz 1 informieren die Krankenkassen die für die jeweiligen Vertragsärzte zuständige Ärztekammer.
(5) Absatz 4 Satz 2 gilt entsprechend, wenn Krankenkassen Auffälligkeiten bei der Ausführung von Verordnungen von Vertragsärzten bekannt werden, die auf eine mögliche Zuweisung von Versicherten an bestimmte Leistungserbringer oder eine sonstige Form unzulässiger Zusammenarbeit hindeuten.«

In einem Rundschreiben des GKV Spitzenverband vom 31. März 2009 erhalten die gesetzlichen Krankenversicherungen (GKV) Hinweise zur Umsetzung des § 128 SGB V bei der Hilfsmittelabgabe über Depots. Hier werden auch die Ausnahmen vom Depotverbot wie folgt dargestellt:

»1. Fehlende Hilfsmitteleigenschaft
Instrumente, Gegenstände und Materialien, die der ärztlichen oder stationären Behandlung unmittelbar zuzuordnen sind, bleiben vom Depotverbot unberührt, da sich § 128 SGB V nur auf Hilfsmittel beschränkt.
2. Produkte und Muster bei Schulungen und Einweisungen
Auch Hilfsmittel, die bei Einweisungen und Schulungen direkt in der Arztpraxis oder einer medizinischen Einrichtung allein zu diesen Zwecken oder zur Diagnose eingesetzt werden und dort verbleiben, d. h. die der Versicherte nicht mehr in seinem häuslichen Umfeld weiter einsetzt, fallen nicht unter das Depotverbot. Hierbei handelt es sich nicht um die Abgabe, d. h. die Aushändigung von Hilfsmitteln an Versicherte. Solche Schulungs- oder Einweisungsprodukte bzw. -muster sind keine Hilfsmittel und können auch nicht als solche abgerechnet werden. Da sie nur für diese Zwecke eingesetzt werden, ist kennzeichnend, dass in der vertragsärztlichen Praxis oder medizinischen Einrichtung lediglich ein geringer Bestand vorgehalten wird. Schulungs- und Einweisungsprodukte gelten als notwendiger Bestandteil der ärztlichen Therapie, wenn sie für eine Ersteinweisung oder eine notwendige Nachschulung benötigt werden. Sofern

Schulungen in den Gebrauch eines Hilfsmittels von sonstigen Leistungserbringern durchgeführt werden, sind sie Bestandteil der Hilfsmittelabgabe (vgl. § 33 SGB V).
3. Notfallversorgung
Ausgenommen von dem Depotverbot sind darüber hinaus ausdrücklich Produkte, die zur Versorgung im Notfall eingesetzt werden. Der Begriff der Notfallversorgung wird allgemein in einer Reihe von Urteilen definiert. Er muss hier allerdings konkret im Zusammenhang mit der Hilfsmittelabgabe beschrieben werden. Danach ist eine Notfallversorgung mit Hilfsmitteln im Sinne des § 128 Absatz 1 SGB V grundsätzlich dann anzunehmen, wenn

- aus medizinischen Gründen i. S. d. § 33 Abs. 1 SGB V eine umgehende Versorgung mit einem Hilfsmittel im Zusammenhang mit einer ärztlichen Tätigkeit in Anbetracht eines akuten Ereignisses in einer Arztpraxis oder einer medizinischen Einrichtung notwendig ist und die im konkret benötigte Versorgung nicht im Vorfeld planbar ist und
- der Versicherte das Hilfsmittel nicht bei einem Leistungserbringer in der gebotenen Eile selbst besorgen kann oder die Beschaffung durch ihn unzumutbar wäre und
- der Versicherte nach der Versorgung wieder nach Hause geht, also die Versorgung nicht im Rahmen eines stationären Aufenthaltes erfolgt.«[160]

Eine nicht korrekte Zusammenarbeit zwischen Krankenhäusern bzw. Krankenhausärzten und Heil- und Hilfsmittelanbietern tangiert mehrere gesetzliche Regelungen:

- Berufsrecht der Ärzte (§§ 31, 34 MBO)
- Wettbewerbsrecht (§ 3 UWG)
- in Extremfall auch Strafrecht, z. B. in Form von Bestechung oder Vorteilsannahme (§§ 299 StGB ff. und §§ 331 StGB ff.)

Es ist daher jedem Krankenhaus zu empfehlen, die Vorgehensweise der Heil- und Hilfsmittelversorgung gegenüber dem Patienten transparent zu regeln und das Wunsch- und Wahlrecht des Patienten in jedem Fall zu akzeptieren. Hierzu sollte ein Formblatt, wie in ▶ **Abb. 15** dargestellt, eingesetzt werden.

---

160 Quelle: http://www.gkv-spitzenverband.de/upload/090331_Hilfsmittelabgabe_%C3%BCber_Depots_Anlage_6222.pdf, 25.04.2012.

FORMULAR

Ambulante Anbieter
von Heil- und Hilfsmitteln

Die Wahl des Anbieters obliegt ausschließlich dem Patienten!

Ich, _____ , möchte folgenden Anbieter für die
Versorgung von Hilfs- bzw. Pflegehilfsmitteln beauftragen:

O   Sanitätshaus Müller   O   Sanitätshaus Gesund
      Meierstraße   Klinikgasse
      12345 Musterstadt   12345 Musterstadt

O   Sanitätshaus Meier   O   Sanitätshaus am Krankenhaus
      Müllerstraße   Krankenhausweg
      12345 Musterstadt   12345 Musterstadt

O   Sanitätshaus Schmidt
      Krankenhausweg
      12345 Musterstadt

O   Sanitätshaus Schulze
      Schmidt-Weg
      12345 Musterstadt

Ort, Datum

_____
Unterschrift Patient/Angehörige

Das Klinikum erfüllt den Grundsatz der freien Wahl des Leistungserbringers
durch den Patienten (§ 38 Abs. 1 Satz 2 SGB I, § 2 Abs. 3 SGB V)

Abb. 15: Muster-Formblatt – Heil- und Hilfsmittelanbieter

4.2.4 MDK-Management

Die Einführung des DRG-Systems in Deutschland hat die Krankenhäuser gezwungen, sich auch mit einer veränderten Prüfpraxis der Krankenkassen in Form von Prüfungen des Medizinischen Dienstes der Krankenkassen (MDK) auseinanderzusetzen. Diese hat in den letzten Jahren eine interessante Entwicklung genommen, die sich vor allem im Bereich der stationären Verweildauer zeigt. »Erfolgte eine Überprüfung der korrekten Verweildauer laut DKI-Krankenhausbarometer im Jahr 2005 lediglich in 22,6 Prozent der Fälle, so hat sich dieser Anteil im Jahr 2007 mit inzwischen 56,4 Prozent der Fälle mehr als verdoppelt. Laut Frühjahrsumfrage von Medinfoweb haben sich die Prüfungen der Verweildauer mit insgesamt 66,5 Prozent im Jahr 2009 noch weiter erhöht, wobei der Anteil der Prüfung der unteren Grenzverweildauer hier mit 40,2 Prozent den Löwenanteil ausmacht.«[161] »Nach der »medinfoweb«-Frühjahrsumfrage 2011, an der sich 222 Krankenhäuser beteiligten, war die vermeintlich nicht gerechtfertigte Überschreitung der unteren Grenzverweildauer im Jahr 2010 mit 29,4 Prozent der häufigste Grund für eine Einzelfallrechnungsprüfung durch den MDK. Es folgte die angeblich unbegründete Überschreitung der oberen Grenzverweildauer mit 16,8 Prozent.«[162]

Das MDK-Management tangiert das Fallmanagement im Krankenhaus nur am Rande, daher erfolgt hier auch keine differenzierte Betrachtung. In ▶ Tab. 38 sind jedoch die Eckparameter für ein erfolgreiches MDK-Management zusammengefasst.

Tab. 38: Eckparameter für erfolgreiches MDK-Management

Eckparameter	Bereich
Da die Verweildauer inzwischen den häufigsten Prüfanlass bildet, muss in der klinischen Patientendokumentation darauf geachtet werden, dass für jeden stationären Tag die durchgeführten diagnostischen, therapeutischen und/oder Betreuungsleistungen dokumentiert werden.	MDK-Management
Krankenkassen- und MDK-Prüfungen sollten detailliert in einer Datenbank dokumentiert und strukturiert ausgewertet werden.	MDK-Management
Es ist sicherzustellen, dass häufig wiederkehrende Prüfungsschwerpunkte oder Dokumentationsmängel an den Medizinbetrieb rückgemeldet werden.	MDK-Management
Prüfungsschwerpunkte bei einzelnen Kostenträgern sollten in einem gemeinsamen Gespräch mit der jeweiligen Krankenkasse thematisiert werden. Der Klageweg ist i. d. R. aufwändig und dauert mehrere Jahre.	MDK-Management

---

161 Nyszkiewicz R, Lotter O: Abrechnungsbetrug, 2011.
162 Flintrop J: Krankenhausrechnungen, 2011, A-2190.

4.3 Medizinische Rehabilitation

Bedeutende Implikationen auf das Fallmanagement hat die Schnittstelle zur medizinischen Rehabilitation. Aufgrund der komplexen Regelungen und Antragsfristen und -zeiträume entstehen für das Krankenhaus erhebliche Herausforderungen.

Als Anschlussrehabilitation oder auch Anschlussheilbehandlung (AHB) werden stationäre und auch ganztägige ambulante medizinische Rehabilitations-Leistungen bezeichnet, die im Rahmen eines definierten AHB-Indikationskatalogs[163] innerhalb von 14 Tagen nach einer stationären Krankenhausbehandlung beginnen. Das Krankenhaus ist in der Verantwortung zu prüfen, ob die behandelte Hauptdiagnose in den AHB-Indikationskatalog fällt und eine entsprechende Anschlussheilbehandlung erforderlich ist.

Ziel einer Anschlussheilbehandlung ist es, die Patienten (wieder) an die Belastungen des Alltags und Berufslebens heranzuführen, indem verloren gegangene Funktionen entweder wiedererlangt oder kompensiert werden.

Die Rehabilitationsfähigkeit lässt sich anhand der folgenden Kriterien zusammenfassen:

- Der Patient ist frühmobilisiert, kann ohne fremde Hilfe essen, sich waschen und innerhalb der Einrichtung bewegen
- Der Patient ist für effektive Reha-Maßnahmen ausreichend belastbar
- Der Patient ist motiviert, seine psychische Verfassung und geistige Aufnahmefähigkeit ermöglicht ihm, aktiv bei der Rehabilitation mitzuwirken

Für die AHB sind auch Kontraindikationen definiert (z. B. schwere Beleiterkrankungen), die eine Rehabilitation ausschließen.[164]

Abzugrenzen von der AHB-Rehabilitation ist das sog. Heilverfahren (früher: klassische »Kur«), das bei chronischen Erkrankungen zum Einsatz kommt, i. d. R. vom niedergelassenen Arzt koordiniert wird und daher an dieser Stelle nicht weiter thematisiert wird.

Die Komplexität der AHB wird dadurch erhöht, dass unterschiedliche Kostenträger zuständig sein können. Nahezu alle Träger der Sozialversicherung übernehmen Rehabiltationsmaßnahmen. Zuständigkeitsklärungen verhindern, dass die Kostenträger die Anträge endlos hin- und herschieben und der Antragsteller das Nachsehen hat. Zudem sind die Servicestellen Ansprechpartner, die unabhängig vom Träger bei Fragen zur Reha und zur Antragstellung weiterhelfen.

Krankenkassen sind zuständig bei Leistungen zur Medizinischen Rehabilitation, so weit es um den Erhalt oder die Wiederherstellung der Gesundheit geht und wenn nicht andere Sozialversicherungsträger solche Leistungen erbringen. Die *Rentenversicherungsträger* erbringen Leistungen zur Medizinischen Rehabilitation und zur Teilhabe am Arbeitsleben, wenn die Erwerbsfähigkeit erheblich gefährdet oder schon gemindert ist und durch die Rehabilitationsmaßnahme wesentlich gebessert oder

---

163 Siehe Anhang C.
164 Quelle: www.deutsche-rentenversicherung.de.

wiederhergestellt werden kann und wenn die versicherungsrechtlichen Voraussetzungen für die Leistungen zur Medizinischen Rehabilitation und zur Teilhabe am Arbeitsleben erfüllt sind. *Berufsgenossenschaften* sind bei Arbeitsunfällen und Berufskrankheiten für die gesamte Rehabilitation verantwortlich. Die *Agenturen für Arbeit* übernehmen Leistungen zur Teilhabe am Arbeitsleben, wenn kein anderer Sozialversicherungsträger hierfür zuständig ist, ebenso Sozialämter, die nachrangig für die Leistungen zur Medizinischen Rehabilitation und zur Teilhabe am Arbeitsleben eintreten. *Jugendämter* wiederum erbringen Leistungen zur Teilhabe für seelisch behinderte Kinder und Jugendliche und hiervon Bedrohte bis zu einem Alter von 26 Jahren.

Der Antragsteller kann bei einem *beliebigen Träger* den Rehabilitations-Antrag stellen. Nach Antragseingang stimmen sich die Leistungsträger untereinander ab. Sollte der erste angesprochene Träger nicht zuständig sein, ist er nach § 14 SGB IX verpflichtet, den Antrag innerhalb von 14 Tagen weiterzuleiten. Geschieht dies nicht, ist er Kraft Gesetzes zuständig.

Dem Rehabilitations-Antrag müssen Bescheinigungen des behandelnden Arztes über die Art der Erkrankung und die Notwendigkeit der Rehabilitation beigefügt werden. Ärztliche Bescheinigungen und Begründungen sollten so detailliert und ausführlich wie möglich sein und nicht nur Diagnose und Therapie umfassen, sondern auch die Einschränkungen des Patienten im Alltag im Vergleich zu gleichaltrigen Personen beschreiben. Das erspart Nachfragen und erhöht die Chance auf Genehmigung der Leistungen.

Spätestens 2 Wochen nachdem ein Antrag auf Reha-Leistungen bei einem Reha-Träger eingegangen ist, muss dieser geklärt haben, ob er hierfür zuständig ist. Die »Zuständigkeitsklärung« soll verhindern, dass ein Antrag zwischen verschiedenen Trägern hin- und hergeschoben wird.

Nach einer weiteren Woche wird über die beantragte Leistung entschieden, außer der Antrag wurde – bei Erklärung der Unzuständigkeit – an einen weiteren Reha-Träger weitergeleitet. Die Weiterleitung erfolgt (automatisch) durch den Träger, der zunächst den Antrag erhielt. Dieser »weitere« (zweite) Träger entscheidet innerhalb von 3 Wochen, nachdem der Antrag bei ihm eingegangen ist.

Eine nochmalige Weiterleitung gibt es nicht, auch wenn sich später herausstellen sollte, dass der »weitere« (= zweite) Träger nicht zuständig ist. Die Erstattung der Aufwendungen erfolgt dann zwischen den Trägern, ohne Auswirkung auf den Versicherten.

Sofern ein Gutachten zur Ermittlung des Reha-Bedarfs nötig ist, muss das Gutachten 2 Wochen nach Auftragserteilung vorliegen und die Entscheidung über den Antrag 2 Wochen nach Vorliegen des Gutachtens getroffen sein.

Auch die maximale Dauer der Entscheidung über den Leistungsantrag ist wie folgt festgelegt:

- Maximal 3 Wochen, wenn der erste Reha-Träger zuständig ist und kein Gutachten benötigt wird.
- Maximal 5 Wochen, wenn an den zweiten Träger weitergeleitet wurde und kein Gutachten benötigt wird.

- Maximal 5 Wochen, wenn der erste Träger ein Gutachten benötigt.
- Maximal 7 Wochen, wenn der zweite Träger ein Gutachten benötigt.

Kann über den Antrag nicht innerhalb der genannten Fristen entschieden werden, muss der Reha-Träger dies dem Antragsteller unter Darlegung der Gründe rechtzeitig mitteilen. Erfolgt keine solche Mitteilung oder liegt kein zureichender Grund vor, kann der Antragsteller dem Reha-Träger eine angemessene Frist setzen und dabei erklären, dass er sich nach Ablauf der Frist die Leistung selbst beschafft. Im Fall einer Selbstbeschaffung von Leistungen ist der zuständige Träger unter Beachtung der Grundsätze der Wirtschaftlichkeit und Sparsamkeit zur Erstattung der Aufwendungen verpflichtet (§ 15 SGB IX).

In Bezug auf die Wahl der Klinik gilt folgende Regelung: Die Wahl der Rehabilitationseinrichtung erfolgt bei dem Kostenträger Krankenkasse gem. § 40 SGB V durch den Patienten selber. Dieser kann jede zertifizierte und zugelassene Reha-Einrichtung selbst wählen. Alle Krankenkassen haben Vertragseinrichtungen zur Rehabilitation. Sollten die Kosten in der durch den Patienten gewählten Einrichtung über den Kosten der Vertragseinrichtungen liegen, zahlt der Patient die Mehrkosten. Die letzte Entscheidung liegt bei der Krankenkasse und ist eine Einzelfallentscheidung. Beim Kostenträger Rentenversicherung wird die Reha-Einrichtung durch den Arzt vorgeschlagen, wobei dieser sich an vorgegebene Richtlinien zu halten hat, aber persönliche Lebenssituation, Familienstand, Geschlecht, Alter, religiöse Bedürfnisse und andere Faktoren ebenfalls eine Berücksichtigung finden. Beim Kostenträger Berufsgenossenschaft wird die Reha-Einrichtung von dieser vorgegeben und benannt. Eine freie Wahl der Einrichtung entfällt in diesem Falle, da die Berufsgenossenschaften spezialisierte Reha-Einrichtungen vorhalten. Hierbei entscheidet jedoch wieder die Berufsgenossenschaft im Einzelfall über die Einrichtung.

Aus den Regelungen zum Antragsverfahren und Klinikwahl-Möglichkeiten ergeben sich für Krankenhäuser folgende Besonderheiten:

- Die kurzen stationären Verweildauern führen dazu, dass zum Zeitpunkt der medizinischen Entlassungs- und Verlegungsfähigkeit häufig noch keine finale Antragsbearbeitung vorliegt. Für Anschlussheilbehandlungen aber wiederum, die ohne vorherige Zustimmung des Renten- oder Krankenversicherungsträgers eingeleitet werden, werden keine Kosten übernommen:
  - Der Antrag auf AHB muss daher sehr zeitnah, möglichst schon zu Beginn des stationären Aufenthalts, gestellt werden. Einzelne Träger empfehlen hier mindestens 7 Tage vor Entlassung.
  - Aufgrund der unterschiedlichen Fristen sollte beim Antrag direkt der zuständige Kostenträger angesprochen werden.
  - Eine Möglichkeit zur Überbrückung der Zeit zwischen Krankenhausaufhalt und Anschlussheilbehandlung stellt bspw. die *Kurzzeitpflege* dar.[165]

---

165 Bei der Kurzzeitpflege handelt es sich um die Pflege in einer vollstationären Einrichtung. Die Pflegeversicherung leistet jährlich eine Zuzahlung zur Kurzzeitpflege bis zu 28 Tage. Damit werden die Grundpflege, die medizinische Behandlungspflege und die soziale

- Darüber hinaus kann man dem Patienten wichtige Hinweise geben: Er kann nach Entlassung seinen betreuenden niedergelassenen Arzt bitten, zur Überbrückung bis zum Beginn der AHB ein Rezept für Krankengymnastik auszustellen (kann auch im Arztbrief empfohlen werden). Der Patient kann sich auch selbst nach dem Stand der Genehmigung erkundigen. Bei Arbeitnehmern ist es hilfreich, den Personalchef vom Grund der Verzögerung zu informieren. Jeder Tag, der durch ein verzögertes Genehmigungsverfahren zu einer fortgeführten Krankschreibung führt, kostet den Betrieb bzw. die Krankenkasse viel Geld.
- Systematisch festgestellte Verzögerungen der Antragsbearbeitung einzelner Kostenträger (z. B. im Bereich der Krankenkassen zu finden), sollten mit dem jeweiligen Kostenträger offen besprochen werden. Auch die Möglichkeiten, wie »Eilfälle« schneller einer Bearbeitung zugeführt werden können, lassen sich im Gespräch mit den zuständigen Entscheidern ggf. klären.
- Generell ist es sinnvoll, die Antragszeit kostenträgerbezogen zu dokumentieren.
• Die relativ freie Klinikwahl (zumindest bei den Kostenträgern Krankenkasse und Rentenversicherung) sollte vom Krankenhaus genutzt werden, indikationsbezogen feste Kooperationskliniken zu suchen, mit denen Versorgungs- und Behandlungsstandards abgestimmt werden. Reha-Kliniken haben zum Teil auch weitreichende Erfahrungen, auf eine zeitnahe Antragsbearbeitung hinzuwirken.

4.4   Übergeordnete Schnittstellenbereiche

Die Notwendigkeit zu einem sektorübergreifenden Fallmanagement wird im medizinischen Alltag täglich offenkundig und wirft zunehmend Fragen auf:

• Wer hilft der 78-jährigen Patientin, die wegen zunehmender Luftnot einen Krankenhausaufenthalt benötigt, zu Hause aber einen nach Schlaganfall pflegebedürftigen Mann versorgen muss?
• Wer versorgt das Haustier des 85-jährigen, dessen Kinder aus beruflichen Gründen in Deutschland verstreut wohnen und der sich einer stationären Operation mit anschließender Reha unterziehen muss?
• Wer unterstützt die 80-jährige Patientin, die aus dem Krankenhaus entlassen und mit dem Taxi vor der Haustür abgesetzt wird?
• Woher kommt die Hilfe für den 83-jährigen, der Freitag am Nachmittag aus dem Krankenhaus entlassen wird und am Wochenende Medikamente oder einen Verbandswechsel benötigt?

Betreuung finanziert. Auf jeden Fall selbst zu zahlen sind die sog. Hotelkosten, die sich aus Unterkunfts- und Verpflegungskosten zusammensetzen.

Die Liste dieser Beispiele lässt sich beliebig fortführen. Die Antwort auf diese Fragen stehen in der deutschen Gesundheitsversorgung bislang weitgehend aus, da die Strukturen für hier notwendiges sektorübergreifendes Fallmanagement nicht bzw. nur rudimentär ausgebildet sind.

Dieses Problem wurde und wird in anderen Ländern bereits vor vielen Jahren erkannt und gelöst. Besonders in den ländlichen Gegenden der früheren DDR wurden sog. Gemeindeschwestern zur hausärztlichen Entlastung eingesetzt. Sie standen in unmittelbarem Kontakt mit den behandelnden Ärzten und bedürftigen Gemeindemitgliedern. Die Schwester machte vor allem Hausbesuche, führte ärztliche Verordnungen aus, kontrollierte verordnete Medikation und Vitalparameter. In anderen Ländern sind ähnliche Konzepte heute bereits standardisiert umgesetzt, so z. B. Distrikt-Schwestern in Schweden oder Öffentliche Gesundheitsschwestern in den Niederlanden.

Die bestehenden europäischen Initiativen fußen im Wesentlichen auf dem WHO-Konzept der Family Health Nurse. Ausgangspunkt für die Entwicklung dieses Konzepts war die »Health 21«-Deklaration der WHO aus dem Jahr 1998.[166] Hieraus resultierte ein Katalog mit Zielen, welcher unter dem Motto »Gesundheit für alle« ein Rahmenkonzept für die Aufgaben der Gesundheitspolitik des 21. Jahrhunderts darstellen soll.

In Deutschland wurde das Family Health Nurse-Konzept in Form einer strukturierten Weiterbildung für Gesundheits- und Krankenpfleger, Altenpfleger und Hebammen zum Familiengesundheitspfleger umgesetzt. Die Familiengesundheitspflege soll sich zu einem neuen, zukunftweisenden Handlungsfeld für Hebammen und Pflegende entwickeln, das vor allem sozial benachteiligten Menschen einen erleichterten Zugang zu Leistungen des Sozial- und Gesundheitswesens bieten soll. Dazu gehören gesundheitlich, sozial und wirtschaftlich benachteiligte Familien wie allein erziehende Mütter und Väter, Familien in Krisensituationen, junge schwangere Frauen, allein stehende ältere Menschen und Migranten. In diesem Sinn werden auch allein stehende Menschen mit ihrem sozialen Umfeld (Freunde, Nachbarn) als Familie gesehen. Zur Förderung der Familiengesundheit stehen Maßnahmen der Prävention und Gesundheitsförderung – unter Betrachtung von Ressourcen – im Mittelpunkt. Die Familiengesundheitspflege reagiert auf bestehende Lücken in der Gesundheitsversorgung.[167]

Als Kollaborationszentrum der WHO hat der Deutsche Berufsverband für Pflegeberufe in den Jahren 2004 bis 2008 das Modellprojekt zur Etablierung der Familiengesundheitspflege in Deutschland initiiert und setzt diese Arbeit aktuell durch das Kompetenzzentrum Familiengesundheitspflege fort, das u. a. von der Robert Bosch Stiftung gefördert wird.[168]

Bei der Familiengesundheitspflege stehen Gesundheitsförderung und Prävention im Vordergrund. Zu den Aufgaben zählen u. a.

---

166 WHO: Gesundheit 21, 1998, S. 6.
167 Vgl. http://www.dggp-online.de/Familyhealthnurse
168 http://www.familiengesundheitspflege.de; Weiterbildungsangebote siehe auch Anhang D.

- Beratung in Alltags- und Gesundheitsfragen, aber auch bei (chronischer) Erkrankung
- Befähigung der Familie zu gesunden Lebensstilen
- Stärkung von Selbstständigkeit und Eigenverantwortung
- Frühzeitiges Erkennen von möglichen und aktuellen Gesundheitsproblemen (präventive Hausbesuche)
- Priorisierung von Gesundheitsentscheidungen, Expertenhinzuziehung
- Koordination der Beziehung zu Hausarzt und anderen Beteiligten im Gesundheitswesen

Obwohl die Weiterbildung strukturiert umgesetzt ist, fehlt es an einer klaren Aussage zu Finanzierung und institutioneller Einbindung. Diese kann über Kranken-/Pflegekassen, lokale Pflegestützpunkte, ambulante Pflegedienste, Arztpraxen, Jugend- oder Sozialamt erfolgen. In Deutschland stand bislang die projektbezogene Umsetzung im Vordergrund, so dass es zu einer nachhaltigen oder flächendeckenden Versorgung mit Familiengesundheitspflegern noch nicht gekommen ist.

Einen ähnlichen Ansatz verfolgt das sog. Case Management. »Case Management oder Unterstützungsmanagement, zunächst als Erweiterung der Einzelfallhilfe in den USA entwickelt, ist zu einer methodischen Neuorientierung in der Sozialen Arbeit und im Gesundheitswesen geworden. Systemische und ökosoziale Perspektive kommen in dieser Konzeption grundlegend zum Ausdruck. Case Management soll Fachkräfte im Sozial- und Gesundheitswesen befähigen, unter komplexen Bedingungen Hilfemöglichkeiten abzustimmen und die vorhandenen institutionellen Ressourcen im Gemeinwesen oder Arbeitsfeld koordinierend heranzuziehen. Aufgabe ist es, ein zielgerichtetes System von Zusammenarbeit zu organisieren, zu kontrollieren und auszuwerten, das am konkreten Unterstützungsbedarf der einzelnen Person ausgerichtet ist und an deren Herstellung die betroffene Person konkret beteiligt wird. Nicht die Qualitäten als Berater/-in allein sind gefragt, sondern die als Moderatoren mit Letztverantwortung, die im Prozess der Hilfe die Bedürfnisse der Klienten einschätzen, die die Planung und Sicherung der Bereitstellung medizinischer und sozialer Dienstleistungen koordinieren, die Prioritäten setzen und ggf. zukünftig Standards erarbeiten bzw. festlegen und für ihre Einhaltung sorgen. Ziel ist eine Qualitätsgewährleistung, die untrennbar verknüpft ist mit der Sicherung von Konsumentenrechten. Relevant im Case Management ist die Unterscheidung von Fallmanagement (Optimierung der Hilfe im konkreten Fall) und Systemmanagement (Optimierung der Versorgung im Zuständigkeitsbereich). Die Übergänge von Systemmanagement zum Care Management sind fließend.«[169]
Auch wenn das Case Management den Begriff »Fallmanagement« kennt, meint das Krankenhaus-Fallmanagement im Sinne dieser Publikation im Wesentlichen die Ausrichtung der Gesamtorganisation und seiner sektorübergreifenden Schnittstellen auf die Patienten- und Prozessorientierung und stellt hierbei weniger auf die Optimierung der Hilfe im konkreten Einzelfall ab.

---

169 http://www.case-manager.de/wasist.html; Weiterbildungsangebote zum Case Management sind in Anhang D zusammengefasst.

Literatur

AOK-Bundesverband u. a. [Leitfaden, 2006]: Leitfaden der Spitzenverbände der Kranken-kassen und des Verbandes der privaten Krankenversicherung zu Abrechnungsfragen 2007 nach dem KHEntgG und der FPV 2007, Bonn u. a. 2006.

Bachstein E [Delegation, 2005] Die Delegation von ärztlichen Aufgaben, in: Pflege aktuell, 10/2005: 544–547.

Bartholomyczik S, Halek M [Assessment, 2009]: Assessmentinstrumente in der Pflege – Möglichkeiten und Grenzen, 2. Aufl., 2009.

BayRDG [Rettungsdienstgesetz, 2010]: Bayerisches Rettungsdienstgesetz (in der Fassung der Bekanntmachung vom 08.01.1998), http://www.stmi.bayern.de/imperia/md/content/stmi/sicherheit/rettungswesen2/vorschriften_rettungswesen/bayrdg.pdf, 10.07.2010.

Bleymüller J, Gehlert G, Gülicher H [Statistik, 2004]: Statistik für Wirtschaftswissenschaft-ler, 14. Aufl., München 2004.

Boeden G/Tsekos E [Diagnosen und Prozeduren, 2005]: Auswahl geeigneter Diagnosen und Prozeduren, in: Oberender, Peter (Hrsg.) Clinical Pathways – Facetten eines neuen Ver-sorgungsmodells, Stuttgart 2005, S. 144–150.

Bohr K [Effizienz und Effektivität, 1993]: Effizienz und Effektivität, in: Kern, Werner u. a. (Hrsg.): Handwörterbuch der Betriebswirtschaft, 5. Aufl., Stuttgart 1993, Sp. 855–869.

Bokranz R/Kasten L [Organisationsmanagement, 2003]: Organisationsmanagement in Dienstleistung und Verwaltung. Gestaltungsfelder, Instrumente und Konzepte, 4. Aufl., Wiesbaden 2003.

Bruhn M [Kundenorientierung, 2002]: Integrierte Kundenorientierung: Implementierung einer kundenorientierten Unternehmensführung, Wiesbaden 2002.

Bundesministerium für Gesundheit [Gesundheitssystem, 2010]: Gesundheitssystem, http://www.bmg.bund.de/SharedDocs/Standardartikel/DE /AZ/G/Glossarbegriff-Gesundheits-system.html, 10.07.2010.

Campbell H, Hotchkiss R, Bradshaw N, Porteous M [Pathways, 1998]: Integrated care pathways. BMJ. 1998 Jan 10; 316(7125):133–137.

DBfK [Pflegeüberleitung, 1997]: DBfK Diskussionspapier. Pflegeüberleitung im Krankenhaus, Berlin 2007.

Deutsche Krankenhausgesellschaft [Investitionsförderung, 2010]: KHG-Investitionsförde-rung im Jahr 2008, http://www.dkgev.de/dkg.php/cat/56/aid/5883, 10.07.2010.

Deutsche Vereinigung für Sozialarbeit im Gesundheitswesen e. V. [Versorgungsmanagement 2008]: Stellungnahme Versorgungsmanagement gemäß § 11, Abs. 4 SGB V., abrufbar unter http://dvsg.org/uploads/media/StellungnahmeVersorgungsmanagement2008_01.pdt, 30.04.2012.

Deutsches Institut für Normung e. V. (Hrsg.) [DIN 69901, 2009]: DIN 69901-5:2009-01 – Teil 1 bis 5, Berlin 2009.

Deutsches Krankenhausinstitut (Hrsg.) [Barometer, 2008]: Krankenhaus Barometer: Umfra-ge 2008, Düsseldorf 2008.

Deutsches Netzwerk für Pflegeberufe (Hrsg.) [Expertenstandard, 2009]: Expertenstandard Entlassungsmanagement in der Pflege. 1. Aktualisierung, Osnabrück 2009.

Diemer M/Heberer J, von Eiff W [OP-Management 2009]: OP-Management – Studienaus-gabe, 2. Aufl., Berlin 2009.

Dudenredaktion (Hrsg.) [Universalwörterbuch, 2006]: Duden. Deutsches Universalwörter-buch: Das umfassende Bedeutungswörterbuch der deutschen Gegenwartssprache. 6. Aufl., Mannheim 2006.

Dy SM, Garg PP, Nyberg D, Dawson PB, Pronovost PJ/Morlock L [Critical Pathways, 2003]: Are critical pathways effective for reducing postoperative length of stay? Med Care. 2003 May; 41 (5): 637–648.

Eichhorn P [Wirtschaftlichkeit, 2005]: Das Prinzip Wirtschaftlichkeit – Basiswissen der Betriebswirtschaftslehre, 3. Aufl., Wiesbaden 2005.

Eichhorn S [Qualitätsmanagement, 1997]: Integratives Qualitätsmanagement im Krankenhaus, Stuttgart 1997.

Erridge A [Public services, 2006]: Contracting for the Public services: competition and partnership, in: Bovaird T, Löffler E (Hrsg.): Public Management and Governance, London, New York 2006.

Fleischmann T, Walter B [Notaufnahme, 2007] Interdisziplinäre Notaufnahmen in Deutschland: Eine Anlaufstelle für alle Notfälle. Dtsch Arztebl 2007; 104(46): A-3164.

Flintrop J [Auswirkungen, 2006]: Auswirkungen der DRG-Einführung. Die ökonomische Logik wird zum Maß der Dinge, in: Deutsches Ärzteblatt 103 (46/2006), S. 3082–3085.

Flintrop J [Krankenhausrechnungen, 2011]: Streit um Krankenhausrechnungen: Der Gesetzgeber soll es richten. Deutsches Ärzteblatt 2011; 108(42): A-2190.

Friedrich J, Beivers A [Patientenwege, 2009]: Patientenwege ins Krankenhaus: Räumliche Mobilität bei Elektiv- und Notfallleistungen am Beispiel von Hüftendoprothesen, in: Klauber, Jürgen/Robra, Bernt-Peter/Schellschmidt, Henner (Hrsg.): Krankenhaus-Report 2008/2009, Berlin 2009, S. 44 ff.

Fröhlich W [Psychologie, 1994]: Wörterbuch zur Psychologie, München 1994.

Gabler Verlag (Hrsg.) [Meilenstein, 2010]: Gabler Wirtschaftslexikon, Stichwort: Meilenstein, http://wirtschaftslexikon.gabler.de/Archiv/754 55/meilenstein-v6.html, 01.09.2010.

Gerst T, Hibbeler B [Fachberufe, 2010]: Nichtärztliche Fachberufe im Krankenhaus: Hilfe oder Konkurrenz?, in: Deutsches Ärzteblatt 2010; 107(13): A-596.

GKV-Spitzenverband, Verband der privaten Krankenversicherung, Deutsche Krankenhausgesellschaft [Fallpauschalenvereinbarung, 2012]: Fallpauschalenvereinbarung, Berlin, Köln 2010.

Glazinski B [Unternehmensentwicklung, 2004]: Strategische Unternehmensentwicklung – Krisensignale frühzeitig erkennen und abwenden, Wiesbaden 2004.

Greulich A, Thiele G, Thiex-Kreye M [Prozessmanagement, 1997]: Prozessmanagement im Krankenhaus, Heidelberg 1997.

Große Schlarmann J [CMS, 2007]: Der CMS im ePA-AC – Verschiedene Qualitätsdimensionen eines Instruments, Eine empirische Analyse. Masterarbeit (MScN) an der Universität Witten/Herdecke 2007.

Güse HG, Huke T, Spieß B [Belegungsmanagement, 2009]: Enormes Steigerungspotenzial. Belegungsmanagement als Kern eines umfassenden Prozessmanagements, in: KU Gesundheitsmanagement 78 (5/2009), S. 50.

Güssow J [Versorgungsstrukturen, 2007]: Vergütung Integrierter Versorgungsstrukturen im Gesundheitswesen, Wiesbaden 2007.

Herbert S [Patientenerwartung, 2008]: Patientenerwartung und Therapiefreiheit, in: Deutsches Ärzteblatt 105 (31-32/2008), S. 1662.

Hindle D, Yazbeck AM [Survey 2005]: Clinical pathways in 17 European Union countries: a purposive survey. Aust Health Rev. 2005 Feb; 29(1): 94–104.

Hunstein D, Dintelmann Y, Sippel B [Screening, 2005]: Developing a screening instrument as a standardized assessment of signs and symptoms concerning basic nursing care needs in hospital nursing care. In: N Oud et al. (eds.): ACENDIO 2005 – Proceedings of the 5th European Conference of ACENDIO. Bern, Göttingen.

IGES Institut GmbH (Hrsg.) [Begleitforschung, 2010]: G-DRG-Begleitforschung gemäß § 17b Abs. 8 KHG – Endbericht des ersten Forschungszyklus (2004–2006), Berlin 2010.

InEK (Institut für das Entgeltsystem im Krankenhaus) GmbH (Hrsg.) [Abschlussbericht, 2009]: Abschlussbericht – Weiterentwicklung des G-DRG-Systems für das Jahr 2010, Siegburg 2009.

Jüngling C [Projektgruppen, 1995]: Politik, Macht und Entscheidungen in Projektgruppen, Münster 1995.

Kahla-Witzsch A [Qualitätsmanagement, 2009]: Praxiswissen Qualitätsmanagement im Krankenhaus, 2. Aufl., Stuttgart 2009.

Knorr G, Krämer A [Krankenhausrecht, 2007]: Krankenhausrecht: SGB V, KrankenhausfinanzierungsG, KrankenhausentgeltG, BundespflegesatzV, Fallpauschalen-Vereinbarung, 4. Aufl., München 2007.

Kolks U [Strategieimplementierung, 1990]: Strategieimplementierung, Wiesbaden 1990.

Kothe-Zimmermann H [Prozesskostenrechnung, 2006]: Prozesskostenrechnung und Prozessoptimierung im Krankenhaus, Stuttgart 2006.

Kriegel J, Jehle F, Seitz M [Patientenlogistik, 2009]: Der schnelle Patient: Innovationen für die Patientenlogistik in Krankenhäusern, Stuttgart 2009.

Kurrle A [Effizienz, 1995]: Controlling und Effizienz, in: Universität der Bundeswehr Hamburg (Hrsg.): Schriftenreihe des Instituts für Betriebswirtschaftliche Steuerlehre der Universität der Bundeswehr Hamburg, Management, Rechnungslegung und Unternehmensbesteuerung, Bd. 4, Diss., Bielefeld 1995.

Ludwig Boltzmann Gesellschaft [Ergebnismessung, 2008]: Systematischer Review zur Ergebnismessung der Wirksamkeit. Endbericht. HTA-Projektbericht, 16. Aufl., Wien 2008.

Mania H [Pflegeassessment, 2008]: Die ökonomischen und qualitativen Effekte durch den Einsatz eines digitalen Pflegeassessments in Akutkliniken am Beispiel des ergebnisorientierten Pflegeassessments ePA-AC. Masterthesis, Donau-Universität, Krems 2008.

Manthey M [Primary Nursing, 2005]: Primary Nursing. Bern, 2. Aufl. 2005.

Nyszkiewicz R, Lotter O [Abrechnungsbetrug, 2011]: Abrechnungsbetrug in deutschen Krankenhäusern Informationen zu einem heiß diskutierten Thema, BDC|Online – 01.08.2011, abrufbar unter http://www.bdc.de/document.jsp?documentid=FADCEDD7 31003803C12578FE003CE2E9&form=Dokumente&print=1&parent=4B35F7704A8C 5A6FC2256FC500449118, 30.04.2012.

Osterloh M, Frost J [Prozessmanagement, 1998]: Prozessmanagement als Kernkompetenz – Wie Sie Business Reengineering strategisch nutzen können, 2. Aufl., Wiesbaden 1998.

Pless H, Schafmeister S [Fachangestellte, 2009]: Medizinische Fachangestellte im Krankenhaus: Ärzte und Pflegekräfte werden entlastet, in: Deutsches Ärzteblatt 2009; 106(27), A-1431.

Rack M [Organisationsverschulden, 2009]: Organisationsverschulden vermeiden, in: die BG, 01/09, S. 15–20.

Rapp B [Klinikärzte, 2004]: Rechnung ohne Wirt – Warum sich Klinikärzte im DRG-System schwer tun, in: Arzt und Krankenhaus 77 (11/2004): 326–328.

Rapp B [Leistung, 2004]: Keine Leistung wird vergessen – Die vollständige Erfassung kann nur im Team funktionieren, in: Krankenhaus Umschau 73 (8/2004): 707–708.

Rapp B [Praxiswissen, 2010]: Praxiswissen DRG: Optimierung von Strukturen und Abläufen, 2. Aufl., Stuttgart 2010.

Rheinisch-Westfälisches Institut für Wirtschaftsforschung e. V. [Report, 2009]: Krankenhaus Rating Report 2009 – Deutsche Kliniken wirtschaftlich im Auge des Orkans, Essen 2009, zitiert nach: Krankenhaus-Rating-Report 2009: Deutsche Kliniken »wirtschaftlich im Auge des Orkans«, in: Das Krankenhaus 101 (5/2009): 427–429.

Riegl G [Patientenaufnahme, 2004]: Krankenhäuser – Patientenaufnahme: Es bleibt noch viel zu tun, Hohe Effizienzreserven durch neue Kultur der Zusammenarbeit von Kliniken und Einweisern, in: Deutsches Ärzteblatt 101 (14/2004): 904.

Saint S, Hofer TP, Rose JS, Kaufman SR, McMahon LF, Jr. [Improve Efficiency, 2003]: Use of critical pathways to improve efficiency: a cautionary tale. Am J Manag Care. 2003 Nov; 9 (11): 758–765.

Salfeld R, Hehner S, Wichels R [Krankenhausmanagement, 2009]: Modernes Krankenhausmanagement. Konzepte und Lösungen, 2. Aufl., Heidelberg 2009.

Sana Klinikum Hof GmbH [Leitbild, 2010]: Unser Leitbild, http://www.sana-klinikum-hof. de/ueber-uns/leitbild, 30.04.2012.

SGB V [Sozialgesetzbuch, 2010]: Sozialgesetzbuch V – Recht des öffentlichen Gesundheitswesens, 15. Aufl., München 2010.

Simon H (Hrsg.) [Strategiekonzepte, 2000]: Das große Buch der Strategiekonzepte, Frankfurt/ Main 2000.

121

Statistisches Bundesamt [Gesundheitsberichterstattung, 2010]: Das Informationssystem der Gesundheitsberichterstattung des Bundes, http://www.gbe-bund.de, 30.04.2012.

Statistisches Bundesamt [Grunddaten, 2011]: Fachserie 12 Reihe 6.1.1 Gesundheitswesen: Grunddaten der Krankenhäuser, Wiesbaden; aus: Entwicklung der Krankenhausversorgung 1991–2010, Sozialpolitik-aktuell – Universität Duisburg-Essen.

Statistisches Bundesamt [Notfälle, 2010]: Notfälle: Zahl der Woche Nr. 005 vom 02.02.2010, http://www.destatis.de/jetspeed/portal/cms/Sites/ destatis/Internet/DE/Presse/pm/zdw/2010/PD10__005__p002,template Id=renderPrint.psml, 30.04.2012.

Stephan J [Kennzahlen, 2006]: Finanzielle Kennzahlen für Industrie- und Handelsunternehmen: Eine wert- und risikoorientierte Sichtweise, Diss., Wiesbaden 2006.

Student J-C/Mühlum A/Student U [Hospiz, 2004]: Soziale Arbeit in Hospiz und Palliative Care. München 2004.

Vahs D [Organisationstheorie, 1997]: Einführung in die Organisationstheorie und -praxis, Stuttgart 1997.

Wang D [Urgent Care, 2010]: Definition of Urgent Care, http://www.ehow.com/about_5095894_definition-urgent-care.html, 10.07.2010.

Weis I, Fuchs H [Sozialarbeit, 2007]: Neuer Rechtsanspruch auf Versorgungsmanagement: Welche Folgen entstehen für die Sozialarbeit im Krankenhaus? FORUM sozialarbeit + gesundheit, 2/2007: 38–39, abrufbar unter http://dvsg.org/uploads/media/VersorgungsmanagmentFORUM2007-02.pdf, 30.04.2012.

Welge MK, Al-Laham A [Strategisches Management, 2005]: Strategisches Management. Grundlagen, Prozess, Implementierung, 4. Aufl., Wiesbaden 2005.

WHO [Gesundheit 21, 1998]: Gesundheit 21. »Gesundheit für alle« im 21. Jahrhundert : Eine Einführung. Kopenhagen 1998, abrufbar unter http://www.euro.who.int/__data/assets/pdf_file/0009/109287/wa540ga199heger.pdf, 30.04.2012.

Witte E [Innovationsentscheidungen, 1973]: Organisation für Innovationsentscheidungen, Göttingen 1973.

Zapp W [Prozessgestaltung, 2002]: Prozessgestaltung im Krankenhaus, Heidelberg 2002.

Anhänge

Anhang A: Auszug (Beispiel): Organisations-
handbuch Orthopädie/Unfallchirurgie

Hüft-Total-Endoprothese

ZBM	AZ
Operateur: CA oder OA Mustermann Saal: Alle, erster oder zweiter Punkt Planung: Möglichst nicht mehr als zwei pro Tag, wg. EK Abnahme AZ Termin max. 3 Tage vor OP Termin BHR: 1 OP pro Tag nur CA als Operateur MIS Hüfte: 2 OP pro Tag nur CA als Operateur Stationärer Eingriff, Verweildauer bis 10 Tage Vorrätig im Haus: • BHR: Fa. DePuy Adept • Normale Hüft TEP: zementfrei Fa. Zimmer • MIS Hüfte: Fa. Biomed zementfrei Spezialprothesen über Einkauf bestellen	Routine: Labor, BG,2 EKs, OP- und Narkoseaufklärung, Thorax-röntgen und EKG bei Patien-tenalter > 65 Jahre oder nach Vorgabe der Narkoseärzte Bei BHR (Kappenersatz) CT Becken/Hüfte für OP-Planung wichtig

Hüft-TEP-Revision

ZBM	AZ
Operateur: CA oder OA Mustermann Saal: Alle;erster oder zweiter Punkt Planung: Möglichst nicht mehr als eine pro Tag, wg. EK Ab-nahme AZ Termin max. 3 Tage vor OP Termin Stationärer Eingriff, Verweildauer bis 10 Tage MRP Schäfte sind im Haus Spezialprothesen über Einkauf bestellen z. B. Pfanne Fa. Zimmer, Cup explant Fa. Zimmer usw.	Routine: Labor, BG,6 EKs, OP- und Narkoseaufklärung, Thorax-röntgen und EKG bei Patien-tenalter > 65 Jahre oder nach Vorgabe der Narkoseärzte CT Becken/Hüfte für OP Planung wichtig

Dorsale Spondylodese LWK/BWK

ZBM	AZ
Operateur: CA oder OA Mustermann Saal: Alle Planung: Zwei am Tag möglich (falls mehr geplant werden bitte Rücksprache) Stationärer Eingriff, Verweildauer ca. 5–7 Tage Systeme: Viper, Illico und [Click X(offen)] im Haus Spezialinstrumentarium über Steri	Routine: Labor, BG, OP- und Narkoseaufklärung, Thoraxröntgen und EKG bei Patientenalter > 65 Jahre oder nach Vorgabe der Narkoseärzte Röntgen LWS/BWS bzw. CT nach Anordnung Arzt

Finger- und Zehenfrakturen/Hallux valgus/Finger- und Zehenosteosynthese/Ringbandspaltung

ZBM	AZ
Operateur: OA und Dr. Mustermann Saal: Alle Planung: Ambulante Eingriffe, es sei denn explizit stat. Aufenthalt angegeben auf Terminantrag Hallux valgus stat. Eingriff Aufteilung: Pat. für Dr. Mustermann immer Dienstags planen OA Dr. Mustermann Vorfußchirurgie z. B. Hallux Ambulante Eingriffe anderer Ärzte möglichst am Do. bündeln (Narkose durch Dr. Musterfrau) Oft genaue Angaben über Instrumentarium auf Terminantrag, diese bitte in OP-Anmeldung übernehmen Spezialinstrumente über Steri: z. B. Medartis Handset, DePuy Vorfußset usw.	Nie ohne Rücksprache mit Arzt Gips abnehmen (Luxationsgefahr) Routine: Labor, OP- und Narkoseaufklärung, (Thoraxröntgen und EKG bei Patientenalter > 65 Jahre nach RS oder nach Vorgabe der Narkoseärzte) Aktuelle Rö-Bilder dabei oder gemacht? (evtl. mitgebrachte CD einlesen lassen) Sehr häufig lokale Anästhesie ausreichend = kurze Verweildauer im amb. Aufwachraum

Anhang B: ePA-AC Assessment[170]

Item (alphabetisch)	Skalierung
Ableitungssystem Stuhl vorhanden	2
Ableitungssystem Urin vorhanden	2
Aktivitäten auf Grund professioneller Beratung zur Unterstützung von Genesung, Rehabilitation und Wohlbefinden	2
Aktuelle Nahrungsmenge (oral)	4
Aktuelle Nahrungsmenge gesamt	4
Aktuelle Trinkmenge	4
Ausmaß in dem die Haus Feuchtigkeit ausgesetzt ist	4
Beatmung > 24 h während des aktuellen Krankenhausaufenthalts	2
Besteht eine Flüssigkeitsbegrenzung	2
Besteht eine Kalorienbegrenzung/Nahrungskarenz	2
Bewusstseinslage/Vigilanz	4
Dekubitus	4
Einnahme von Psychopharmaka?	2
Erschöpfung/Fatigue	4
Fähigkeit, die Urinausscheidung zu kontrollieren	4
Fähigkeit, sich mitzuteilen	4
Fähigkeit, Stuhlausscheidung zu kontrollieren	4
Fähigkeit, zu hören	4
Fähigkeit, zu sehen	4
Flüssigkeitsmenge (gesamt)	4
Hat sich aktuell ein Sturz ereignet?	2
Ist der Patient in den letzten 2 Monaten gestürzt?	2
Ist eine chronische Lungenerkrankung bekannt?	2
Liegen chronische Schmerzen vor?	2
Liegen Merkmale für eine akute Beeinträchtigung der Atmung vor?	2
Liegen Merkmale für eine dranghafte oder in ihrer Frequenz gesteigerte Ausscheidung vor?	2

---

170 Vgl. Bartololomeyczik, S 68 ff.

Item (alphabetisch)	Skalierung
Liegen Merkmale für eine Schluckstörung vor?	2
Liegen Merkmale für eine Störung des Gleichgewichts vor?	2
Liegen Merkmale für eine Veränderung der Fähigkeit einzuschlafen/durchzuschlafen vor?	2
Liegen Merkmale für eine Veränderung des Gangbilds vor?	2
Liegen Merkmale für eine Veränderung des Schlaf-Wach-Rhythmus vor?	2
Mobilität/Veränderung der Körperposition	4
Operationen im thorakalen und/oder abdominalen Bereich?	2
Orientierungsfähigkeit	4
Reibung und Scherkräfte bei Positionswechsel/Transfer	3
Schmerzintensität	4
Selbst initiierte Aktivitäten zur Unterstützung von Genesung, Rehabilitation und Wohlbefinden	2
Sensorische Wahrnehmung	4
SPI-Index: Fähigkeit, Kenntnisse zu erwerben	4
SPI-Index: Selbstpflegefähigkeit Aktivität/Fortbewegung	4
SPI-Index: Selbstpflegefähigkeit An- und Auskleiden Oberkörper	4
SPI-Index: Selbstpflegefähigkeit An- und Auskleiden Unterkörper	4
SPI-Index: Selbstpflegefähigkeit Köperpflege Oberkörper	4
SPI-Index: Selbstpflegefähigkeit Nahrungsaufnahme: Essen	4
SPI-Index: Selbstpflegefähigkeit Nahrungsaufnahme: Trinken	4
SPI-Index: Selbstpflegefähigkeit Stuhlausscheidung durchführen	4
SPI-Index: Selbstpflegefähigkeit Unterkörper	4
SPI-Index: Selbstpflegefähigkeit Urinausscheidung durchführen	4
Tracheostoma vorhanden?	2
Übelkeit	4
Wird der Patient über Sonde ernährt?	2
Wunden	-

»Die Items sind durchgängig voll standardisiert und überwiegend skaliert. Die meisten Items weisen vier Ausprägungsmerkmale auf. Dabei gilt: 4 = volle Selbstpflegefähigkeit/ keine Beeinträchtigung (»Normwert«) und 1 = keine Selbstpflegefähigkeit/vollständige Beeinträchtigung. Die Werte 2 und 3 liegen graduell dazwischen. Die Items, bei denen eine Skalierung nicht sinnvoll ist, wie z. B. »Vorliegen eines Urinableitungssystems« werden dichotom mit »1 = ja« oder »0 = Nein« erfasst.

In einem Handbuch (Kodiermanual) sind für jedes Item eindeutige Regeln festgelegt, wie die Punktwerte zu vergeben sind. […]«[171]

---

171 Bartololomeyczik, S. 65.

Anhang C: Anschlussheilbehandlung – Indikationskatalog[172]

AHB-Indikationsgruppe	
Krankheiten des Herzens und des Kreislaufs	10 Untergruppen, darunter u. a. Zustand nach akutem Herzinfarkt, Zustand nach Herztransplantation
Krankheiten der Gefäße (arteriell/venös)	4 Untergruppen, darunter u. a. Atherosklerose der Extremitätenarterien, Becken-Bein-Typ
Entzündlich-rheumatische Erkrankungen	6 Untergruppen, darunter u. a. Chronische Polyarthritis, Arthritis psoriatica
Degenerativ-rheumatische Krankheiten und Zustand nach Operationen und Unfallfolgen an den Bewegungsorganen	9 Untergruppen, darunter u. a. Zustand nach Bandscheibenoperation, Zustand nach Amputation eines großen Gliedmaßenabschnitts, Zustand nach endoprothetischer Versorgung von Hüftgelenk, Kniegelenk, Schultergelenk oder Sprunggelenk
Gastroenterologische Erkrankungen und Zustand nach Operationen an den Verdauungsorganen	8 Untergruppen, darunter u. a. Leberzirrhose, Zustand nach Operationen an Leber, Gallenblase und/oder Gallenwegen, Zustand nach Magen- und Darmoperationen
Endokrine Krankheiten	1 Untergruppe: Diabetes mellitus
Krankheiten und Zustand nach Operationen an den Verdauungsorganen	3 Untergruppen, darunter u. a. Zustand nach Pneumonie, Zustand nach Lungenoperation
Krankheiten der Nieren und Zustand nach Operationen an ableitenden Harnwegen und Prostata	4 Untergruppen, darunter u. a. Zustand nach Nierentransplantation, Zustand nach Prostata-Operation
Neurologische Krankheiten und Zustand nach Operationen an Gehirn, Rückenmark und peripheren Nerven	9 Untergruppen, darunter Zustand nach Hirninfarkt und/oder Hirnblutung (Schlaganfall), Multiple Sklerose
Onkologische Krankheiten	Voraussetzung: gesicherter Nachweis einer malignen Erkrankung und eine erfolgte spezifische Therapie, das Vorliegen eines Reha-Bedarfs sowie gegebene Reha-Fähigkeit
Gynäkologische Krankheiten und Zustand nach Operationen am weiblichen Genitale	4 Untergruppen, darunter u. a. Endometriose, Zustand nach Hysterektomie, Zustand nach Harninkontinenz-Operation

---

172 Modifiziert nach: Deutsche Rentenversicherung: Indikationskatalog für Anschlussheilbehandlung (AHB), Stand 11.01.2008, www.deutsche-rentenversicherung.de/cae/servlet/contentblob/36720/publicationFile/2266/ahb_indikationskatalog.pdf, 01.03.2012.

129

Anhang D: Weiterbildungsangebote

Case Management

Die Deutsche Gesellschaft für Care und Case Management (DGCC) hat ein Zertifizierungssystem zur Sicherung der Qualität der Aus- und Weiterbildung von Case Management aufgebaut, die das Ergebnis der Fachdiskussionen mit der Fachgruppe »Case Management« der Deutschen Gesellschaft für Soziale Arbeit (DGSA), mit dem Deutschen Berufsverband für Soziale Arbeit (DBSH), dem Deutschen Berufsverband für Pflegeberufe (DBfK) und der Bundesagentur für Arbeit (BA) darstellen. Diese Standards und Richtlinien wurden von der 2005 gegründeten Deutschen Gesellschaft für Care und Case Management (DGCC) übernommen.[173]

Weiterbildungsrichtlinien (Auszug)[174]

Ziele

- Rollenklarheit als Case Managerin bzw. Manager
- Vertiefte Kenntnisse in Case Management
- Verfahrenssicherheit in der Fallsteuerung
- Befähigung zur ressourcen- und netzwerkorientierten Arbeit
- Grundkenntnisse auf dem Gebiet der Systemsteuerung und Anwendungsbezüge

Gliederung und zeitlicher Umfang

Die Weiterbildung umfasst mindestens 210 Stunden (à 45 Minuten)

Basismodul (mindestens 114 Stunden):
- theoretische und praktische Grundlagen des Case Management: 96 Stunden
- Kollegiale Beratung/Supervision: 18 Stunden

---

173 http://www.dgcc.de/dgcc/wb_std.html
174 Ebenda.

Arbeitsfeldspezifisches Modul (mindestens 96 Stunden):
- Vertiefung von Fragen des Systemmanagements sowie spezifischer Anwendungen (z. B. Kinder- und Jugendhilfe, Altenhilfe, Pflege, Krankenhausversorgung, Soziale Dienste, Vermittlung in Arbeit):
- Arbeitsfeldspezifische Vertiefung des Case Management (48 Stunden)
- Supervision (24 Stunden)
- Selbstorganisierte Arbeitsgruppen (24 Stunden)

Inhalte

- Geschichte, Definitionen und Funktionen von Case Management
- Konzepte von Case Management, einschließlich Strategien, Verfahren und Phasen von Case Management
- Ethische Dimensionen von Case Management, z. B. Nutzer- und Anbieterorientierung, Consumer- vs. Systemorientierung
- Relevante gesetzliche Grundlagen des Case Management
- Netzwerktheorien und Netzwerkarbeit
- Ressourcenanalyse und Ressourcensicherung
- Konzepte zur Bedarfsermittlung und Angebotssteuerung
- Handlungsfeldspezifische Theorien und Anwendungen
- Fallmanagement und Fallsteuerung
- Systemmanagement und Systemsteuerung
- Qualitätssicherung im Case Management

Didaktik und Methodik

- Impulsreferate, Theoriearbeit
- Gruppenarbeit und Plenumsdiskussion
- Rollenspiel, Training, selbstreflexive Verfahren
- Exemplarische Fallarbeit
- Konzeptentwicklung
- Präsentation
- Moderation
- EDV-Anwendung

Abschluss

- Schriftliche Abschlussarbeit in Form einer Hausarbeit über einen Ausschnitt aus dem Case Management einschließlich einer theoretischen Fundierung des Dargelegten unter Verwendung einschlägiger Literatur.
- Alternativ zur schriftlichen Hausarbeit ist eine adäquate Projektarbeit möglich.
- Das Thema der Abschlussarbeit wird mit der Kursleitung abgesprochen und von ihr genehmigt. Die formalen Anforderungen werden von der Kursleitung festgelegt. Dabei soll die schriftliche Hausarbeit einen Umfang von 15 Manu-

skriptseiten mit 3000 Zeichen pro Seite plus Literaturverzeichnis nicht unterschreiten.

• Die Abschlussarbeit wird von der Kursleitung hinsichtlich des Erfolgs bewertet. Bei Nichtanerkennung kann die Arbeit mit einem neuen Thema einmalig wiederholt werden.

Zertifikat

Das Zertifikat bei erfolgreichem Abschluss lautet »**Zertifizierte Case Managerin**« bzw. »**Zertifizierter Case Manager**« mit dem Zusatz »**DGCC**«.

Tab. 39: Angebote der CM-Ausbildungsinstitute[175]

Name der Institution	Titel des Angebots	Umfang/Dauer
DIU Dresden International University, Zentrum für Gesundheitswissenschaften und Medizin	Zertifikatskurs Case Management (anerkannt nach DGCC)	9 Monate (216 UE)
Sozialwissenschaftliches Fortbildungsinstitut an der Ev. Hochschule für Soziale Arbeit Dresden (FH) e. V.	Zertifizierte Fortbildung: Case Management (DGCC)	15 Monate (226 UE)
SRH Fachhochschule für Gesundheit Gera	Case Management im Gesundheits- und Sozialwesen (nach den Standards der Deutschen Gesellschaft für Care und Case Management e. V.)	ca. 15 Monate insgesamt 226 Stunden (à 45 Minuten), davon 20 Seminartage. 4 Basismodule sowie 3 Aufbaumodule.
IBAF Qualifizierungszentrum für Führung und Management Kiel	Weiterbildung Case Management (Zertifikatskurs DGCC)	210 UE/10 Monate
Institut für Weiterbildung Fachhochschule Kiel	Case Management im Sozial- und Gesundheitswesen zertifiziert gemäß DGCC »CasemanagerIn DGCC«	8 Monate (210 UE)
Zentrum für Praxisentwicklung an der Hochschule für angewandte Wissenschaften Hamburg (ZEPRA)	Zertifizierte Weiterbildung: Case Management (DGCC)	226 Std./12 Monate
Akademie für Gesundheits- und Sozialberufe gGmbH	Zertifizierte Weiterbildung Case Management (DGCC)	8 Monate (226 UE)

---

175 Quelle: Deutsche Gesellschaft für Care und Case Management, http://www.dgcc.de/dgcc/angebote.html, 30.04.2012.

Tab. 39: Angebote der CM-Ausbildungsinstitute (Fortsetzung)

Name der Institution	Titel des Angebots	Umfang/Dauer
bw ver.di	Case Management	180 U-Std. in Seminarform zzgl. 24 U-Std. Peergroups; 24 Std. Supervision und 18 Std. koll. Beratung
Paritätische Akademie im paritätischen Bildungswerk NRW, Wuppertal	Case Management im Sozial-/Gesundheitswesen und in der Arbeitsmarktintegration (Zertifikatskurs DGCC)	12 Monate (210 UStd.)
Mathias Hochschule Rheine in Kooperation mit der Akademie für Gesundheitsberufe	Zertifizierte Weiterbildung Case Management (DGCC)	12 Monate (2218 UE)
Lauxen-Spangenberg Personalentwicklung & Training GmbH, Köln	Zertifizierte Weiterbildung Case Management (DGCC)	Kursreihe 1: 12 Monate (226 UE)
Uniklinik Köln	Weiterbildung Case Managerin/Case Manager (DGCC)	10 Monate Blended Learning
Zentralbereich Medizinische Synergien (ZMS)	Schwerpunkt Gesundheitswesen	Insgesamt 13 Präsenztage
Akademie für Palliativmedizin, Malteser Krankenhaus Bonn/Rhein-Sieg	Unterstützungsmanagement in der palliativen und hospizlichen Arbeit (Zertifikatskurs DGCC)	146 UE Präsenzzeit, 66 UE Supervision, 8 UE Präsentationstag, 5 Module
Katholische Fachhochschule Mainz; Institut für Fort- und Weiterbildung	Case Managerin bzw. Case Manager im Sozial und Gesundheitswesen – Berufsbegleitende zertifizierte Weiterbildung Basis- und Aufbaumodul	21 Tage
Maria Hilf Akademie	Zertifizierte/r Case Manager/-in (DGCC)	(216 Gesamtunterrichtseinheiten Basis- und Aufbaumodul)
Burckhardthaus – Bundesakademie für Kirche und Diakonie	Case Management im Sozial- und Gesundheitswesen	Basiskurs: 4 x 3 Tage, Aufbaukurs: 3 x 3 Tage + Regionaltreffen
Württ. Verwaltungs- und Wirtschafts-Akademie e. V.	Kontaktstudiengang Case Management – Berufsbegleitende Weiterbildung zum/zur Case Manager/-in (DGCC)	212 UE
bfw – Berufsfortbildungswerk, Unternehmen für Bildung	Zertifizierte Weiterbildung zum Case Manager/zur Case Managerin im Sozial- und Gesundheitswesen (DGCC)	232 UE

Tab. 39: Angebote der CM-Ausbildungsinstitute (Fortsetzung)

Name der Institution	Titel des Angebots	Umfang/Dauer
Bildungshaus Diakonie Karlsruhe	Casemanagement im Sozial- und Gesundheitswesen (DGCC zertifiziert); Basismodul und Aufbaumodul	224 UE;
Fortbildungsakademie des Deutschen Caritasverbandes	Case Management im Sozial- und Gesundheitswesen nach den Richtlinien der DGCC	226 UE
Institut für Weiterbildung an der Ev. Hochschule Freiburg e. V.	Kontaktstudiengang Case Management	222 UE
	Kontaktstudiengang Case Management im Gesundheitswesen	222 UE
beta Institut, Augsburg	Zertifizierter/e Case ManagerIn im Sozial- und Gesundheitswesen (DGCC) Aufbauseminar	92 UE
	Zertifizierter/e Case ManagerIn im Sozial- und Gesundheitswesen (DGCC) Einführungsworkshop	24 UE
	Zertifizierter/e Case ManagerIn im Sozial- und Gesundheitswesen (DGCC) Basisseminar	72 UE
	Zertifizierter/e Case ManagerIn im Sozial- und Gesundheitswesen (DGCC) Aufbauseminar	92 UE
PARITÄTISCHE Akademie Thüringen (parisat gGmbH) in Kooperation mit der Fachhochschule Erfurt	Zertifizierte Weiterbildung zum Case Manager/zur Case Managerin (DGCC)	12 Monate (214 UE zzgl. Abschlusskolloquien und 32 Std. Supervision)

Familiengesundheitspflege

Für die Weiterbildung »Familiengesundheitspflege« wurde vom Deutschen Berufsverband für Pflegeberufe ein Curriculum erarbeitet.[176] Die Inhalte der 720 Stunden
umfassenden theoretischen Weiterbildung sind u. a.

- Handlungsfeld der Familiengesundheitspflegerin/-hebamme und Auseinander-
  setzung mit Aufgaben, Rollen, zukünftigen Arbeitsfeldern, Klienteln, ethischen
  Grundsätzen sowie internationalen Ansätzen von Family Nursing/Family
  Health Nursing,
- Einblick in die Strukturen des deutschen Gesundheitssystems und in die Ge-
  sundheitswissenschaften,
- Praktische Umsetzung der Rolle der Familiengesundheitspflegerin bzw. -heb-
  amme,
- Theoretische Hintergründe,
- Verschiedene Zugangsmöglichkeiten, Kommunikations- und Beratungsstrate-
  gien,
- Umsetzung zielgruppenorientierter Handlungskonzepte,
- Gesundheits- und Pflegeplanung, Assessmentinstrumente,
- Gesundheitsförderung und Gesundheitsberatung in der Familie,
- Typologie der Entscheidungsfindung und Problemlösung,
- Regionale Informationssysteme, Informationsmanagement,
- Sozial-, pflege- und hebammenwissenschaftliche Forschung und Bedeutung der
  Forschung für ein begründetes theoriegeleitetes Handeln im zukünftigen Hand-
  lungsfeld,
- Organisation und Management der Tätigkeit als Familiengesundheitspflegerin
  bzw. -hebamme sowie die Organisation und Koordination unterstützender
  Dienste,
- Strategien des Zeit- und Selbstmanagements sowie betriebswirtschaftliche und
  qualitätssichernde Maßnahmen,
- Bedeutung und Notwendigkeit multidisziplinärer Teamarbeit für die Familien-
  gesundheitspflege.

Daneben sind *720 Zeitstunden* in Form von Selbststudium (einschließlich Fach-
arbeiten, Prüfungsvorbereitung und Praxisaufgaben) sowie 120 Stunden Pflicht-
praktika zu erbringen: 40 Stunden in einer übergeordneten Einrichtung des Gesundheitswesens (Behörden, Öffentlicher Gesundheitsdienst etc.) 80 Stunden in
Einrichtungen der Gesundheitsberatung (Gesundheits-/Public Health-Zentren,
Schwangeren- oder Familienberatung, Jugendamt, Sozialamt, Pflegekassen, MDK,
Wohlfahrtsverbände, Arztpraxen, Klinik-Ambulanzen, Pflegeinformationsbüros,
aktuelle einschlägige Projekte u. v. a.) Die Begleitung von zwei oder mehreren

---

176 Quelle: Kompetenzzentrum Familiengesundheitspflege, http://www.familiengesundheits-
     pflege.de/, Stand April 2012.

Familien zieht sich durch die gesamte Weiterbildung und ist Basis der Theorie-Praxis-Verknüpfung.

Die Module der Weiterbildung

Modul I – Einführung (80 Stunden): Einführung in das neue Handlungsfeld der Familiengesundheitspflegerin/-hebamme und Auseinandersetzung mit Aufgaben, Rollen, zukünftigen Arbeitsfeldern, Klienten, ethischen Grundsätzen sowie internationalen Ansätzen von Family Nursing/Family Health Nursing, um eine erste Identifikation mit der neuen Rolle und einem professionellen Berufsverständnis zu fördern.

Modul IIa und IIb – Public Health (176 Stunden) – Einblick in die Strukturen des deutschen Gesundheitssystems und in die Gesundheitswissenschaften. Die Teilnehmerinnen lernen die Gemeinwesenarbeit und die Familiengesundheitspflege als einen wichtigen Teilbereich von Public Health und als ein neues Aufgabenfeld von Pflegenden und Hebammen kennen. Einführung in die zentralen Konzepte und Begriffe der Familiengesundheitspflegerin/-hebamme.

Modul III – Arbeit mit Familien (112 Stunden) – Praktische Umsetzung der Rolle der Familiengesundheitspflegerin/-hebamme, theoretische Hintergründe und Einflussfaktoren. Schwerpunkte dieses Moduls bilden die Häuslichkeit der Familie als Arbeitsplatz, die verschiedenen Zugangsmöglichkeiten, die erforderlichen Kommunikations- und Beratungsstrategien zur Beziehungsgestaltung und die Umsetzung zielorientierter Handlungskonzepte. Die Teilnehmerinnen werden dazu befähigt, zusammen mit den Familien eine Gesundheits- und Pflegeplanung zu erstellen und diese zu bewerten. Sie lernen verschiedene Einschätzungsinstrumente anzuwenden und entsprechende Interventionen durchzuführen.

Modul IV – Gesundheitsförderung und Gesundheitsberatung in der Familie (80 Stunden) – Gesundheitsförderung, -beratung, -erziehung, -bildung und -aufklärung.
Exemplarische Entwicklung, Umsetzung und Evaluation eigener Konzepte zur Gesundheitsförderung und Gesundheitsberatung. Kennen lernen von Problemen des zukünftigen Arbeitsalltags und Diskussion von Lösungs- bzw. Bewältigungsansätzen.

Modul V – Entscheidungsfindung und Problemlösung (64 Stunden) – Dieses Modul ermöglicht es den Teilnehmerinnen ihr Wissen vor dem Hintergrund einer grundsätzlich angenommenen Patientenautonomie in Bezug auf Prozesse und Typologie der Entscheidungsfindung zu erweitern.

Modul VI – Informationsmanagement und Forschung (80 Stunden) – Dieses Modul gewährt Einblick in regionale Informationssysteme. Ausgewählte pflege- und hebammentheoretischen Ansätze und deren praktischer Handlungsnutzen stehen im Mittelpunkt. Einführung in die Bedeutung sozial-, pflege- und hebammenwissenschaftlicher Forschung für ein begründetes theoriegeleitetes Handeln im zukünftigen Handlungsfeld. Lesen von Informationen wie z. B. Untersuchungen in Datenbanken recherchieren (Internet und Handrecherche) und kritische Einschätzung.

Modul VII – Case Management (40 Stunden) – Der Fokus liegt auf dem Case Management, der Organisation und dem Management der praktischen Arbeit als Familiengesundheitspflegerin- bzw. -hebamme. Strategien des Zeit- und Selbstmanagements sowie betriebswirtschaftliche und qualitätssichernde Maßnahmen. Die Identifikation eigener Ressourcen sowie die der betreuten Familien und die Einbindung dieser in die praktische Arbeit.

Modul VIII –Multidisziplinäres Arbeiten (72 Stunden) – Bedeutung und Notwendigkeit multidisziplinärer Teamarbeit für die Familiengesundheitspflege.

Abschlusskolloquium (16 Stunden)

Die möglichen Standorte der Weiterbildung zur Familiengesundheitspfleger/In und -hebamme können auf der Internetseite des Kompetenzzentrums Familiengesundheitspflege eingesehen werden: www.familiengesundheitspflege.de.

Stichwortverzeichnis

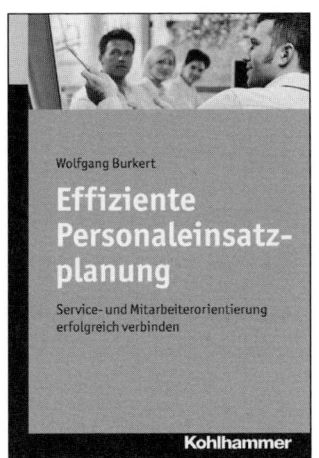
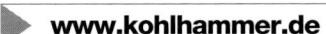

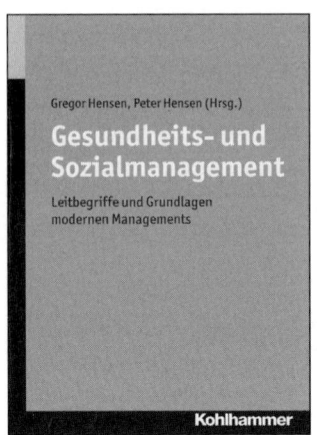